驚くほど目がよくなる！　たった10秒の「眼トレ」

「近視」「遠視」「老眼」が9割治る

【大活字版】

日比野佐和子
林田康隆　監修

はじめに

目を酷使している現代人に失明の危機!?

一説によると、現代人は、江戸時代に暮らした人が一生かかって手に入れる情報をたった1日で得ているといわれます。

それが正確かどうかはさておき、現代に生きる私たちは、毎日、膨大な量の情報に触れているのは間違いありません。

江戸時代ほど昔の話でなくても、

「1996年の選択可能情報量を100とすると、10年後の2006年には500倍以上になっていた」

という総務省の調査もあります。

選択可能情報量とは、「各メディアの情報受信点において、1年間に情報消費者が選択可能なかたちで提供された情報の総量を計測したもの」（総務省）です。

たった10年間で、これほど増加しているのですから、300年ほど前の江戸時代と比較したら、想像もできないほどたくさんの情報があふれているのは明らかでしょう。

近年、特に増えているのはインターネットの情報、つまり「視覚から得られる情報」です。

こうした大量の情報を受け止めなければならない私たちの目は、以前と比べて、想像以上に大きな負担を強いられています。

私たちが得る情報量はとてつもなく増加しているわけですが、それを受け止める私たち人間の目の機能は、数万年前からさほど変わっていません。

私はよく、**「人間の目のデフォルト（初期設定）は、サバンナで暮らす人」**といっています。

私たちの目は、遠くの獲物を見つけるために数キロ先の動物の動きを見る、または翌日以降の天候を判断するため、数十キロも離れた空の様子を見極めるように、遠くを見ることに適した仕様になっています。

そもそも私たちの目は、遠くが見やすく、近くばかり見ていると疲れやすい構造になっているのです。

それなのに現代では、パソコンやスマートフォン、携帯ゲームなどを、至近距離で一日中使うのが当たり前になっています。人類の歴史において、現代ほど私たちの目が過酷な環境にさらされている時代はないのです。

これを裏づける衝撃的なデータが２０１６年、国際眼科医学誌に掲載されました。オーストラリアのグループによる論文で、２０００年の近視人口は全人類の22・9％、これが50年後の２０５０年に全人類の49・８％に増加。実に47億５８００万人が近視となり、全人類の９・８％にあたる9億３８００万人が失明しうる「強度近視」になると予測されたのです。

1960年に東アジア各国で若い世代の近視率は15～30％前後でしたが、先ほどのデータと同じく50年後の2010年には、同じ若い世代の近視率が軒並み80％を超えているというデータもあります。

いかに私たち現代人が目を酷使しているかがわかります。この危機的な状況は国家レベルで対策を打つべきことですが、まずは自己防衛のために私たちが自ら対策を打つことが大切です。

目の悩みは自分でケアしよう！

私たちの目は、とても働き者です。

目を閉じて寝ている以外の時間は、ずっとなにかにピントを合わせています。

そして、知らず知らずのうちに大量の情報にさらされ、ハードワークを余儀なくされているのです。

そのため目の疲れが蓄積し、20～30代ですでに「本や新聞は遠ざけないと読めない」「照明が暗いと見えにくい」といった老眼の症状が出る人も少なくありません。

それほどまでではなくても、

「スマホでメールを打つと、よく打ち間違える」

「薬のラベルなど、細かい文字を読むのがツラい」

などと、目の不調を自覚する人はたくさんいます。

でも、**「パソコン仕事だから、しかたがない」「そんな年になったのかな」なんて、あきらめないでほしいのです。**

前述のように酷使し続ける現代人の目の悩みは、環境の変化にともなう、新たな生活習慣によって生まれたものです。

こうした現象は、目だけに限ったことではありません。

肥満、高血圧、糖尿病など、「生活習慣病」と呼ばれる病気も原因は同じです。どのように自分でコントロールしていくのかが、とても重要になってきます。

代表的な生活習慣病である肥満も、日常的に活動量を増やしたり、食べる順番を変えたりするだけで、驚くほど改善します。

目も、肥満となんら変わることはありません。

生活習慣を整えることで、今感じている目のトラブルをやわらげ、よい状態に改善することができるのです。

私は医師になってすぐに眼科を専門とし、その後、もっと体全体から健康管理をお手伝いしたいと、皮膚科や消化器内科で臨床経験を積みました。

そして現在、アンチエイジングドクター（抗加齢医学専門医）として、多くの人にアドバイスするうち、食生活やちょっとしたケアなどの日常的な習慣が、どれほど目と全身の若々しさを維持することに大きな影響を与えるかを強く実感しています。

たった10秒、わずかな時間で気軽にできることを続けるだけで、目も体も驚くほど変わります。

忙しい毎日を送る人でも、ズボラな人でも大丈夫です。

本書では、毎日の生活の中で、目をよくするためにできること、また、いつでもどこでもすぐにできる、簡単なエクササイズを紹介します。

すべてをやる必要はありません。

できることから、はじめてみてください。

続けるうちに、目の悩みが軽くなり、体全体も若返っていることに気づくはずです。

日比野佐和子

目次

Part 4 いつでもどこでも10秒エクササイズ

目のストレッチ

いつでもどこでもできる簡単ツボ押し

首をほぐして目の血流をグンとアップ！

Part 5
「1日5食」で痩せる！ 目がよくなる！

Part 6 目がよくなる生活習慣

Part 1

人間の目は現代の生活に適応して悪くなった

〝スマホ老眼〟はなぜ起こる？

近年、話題になっている20〜30代の〝スマホ老眼〟。

老眼とは、目のピントを合わせる機能が衰えて、遠くは見えても近くの小さな文字などが見えづらくなる状態です。

一般的に、調節力が落ちて近くが「見づらくなった」と実感するのは、40代半ばから多いようです。

それなのに、どうして若者たちが老眼の症状に陥っているのでしょうか。

その理由を説明する前に、目がものを見る仕組みを理解しておきましょう。

目に入ってくる映像（光）は、「**角膜**」と「**水晶体**」という透明な組織を通過して入ってきます。これらはカメラでいうところの「レンズ」のような役割です。

その後、眼内を通過して、その奥にある「**網膜**」に映し出されます。網膜はカメラでいうところの「フィルム」です。

それが視神経を通じて脳に伝わり、そこではじめて映像として認知されます。この視神経から脳へ伝わる過程は、「フィルム現像」のようなものです。

その過程で、「**毛様体筋**」という筋肉が伸び縮みして、水晶体の厚みを調整。角膜と水晶体の間にある薄い膜である「虹彩《こうさい》」が、網膜に映し出す映像のピント合わせ（絞り）をしているのです。

目も私たちの体の一部ですから、年齢を重ねると、少しずつ機能が衰えてきます。

ピント合わせをするための毛様体筋が弱

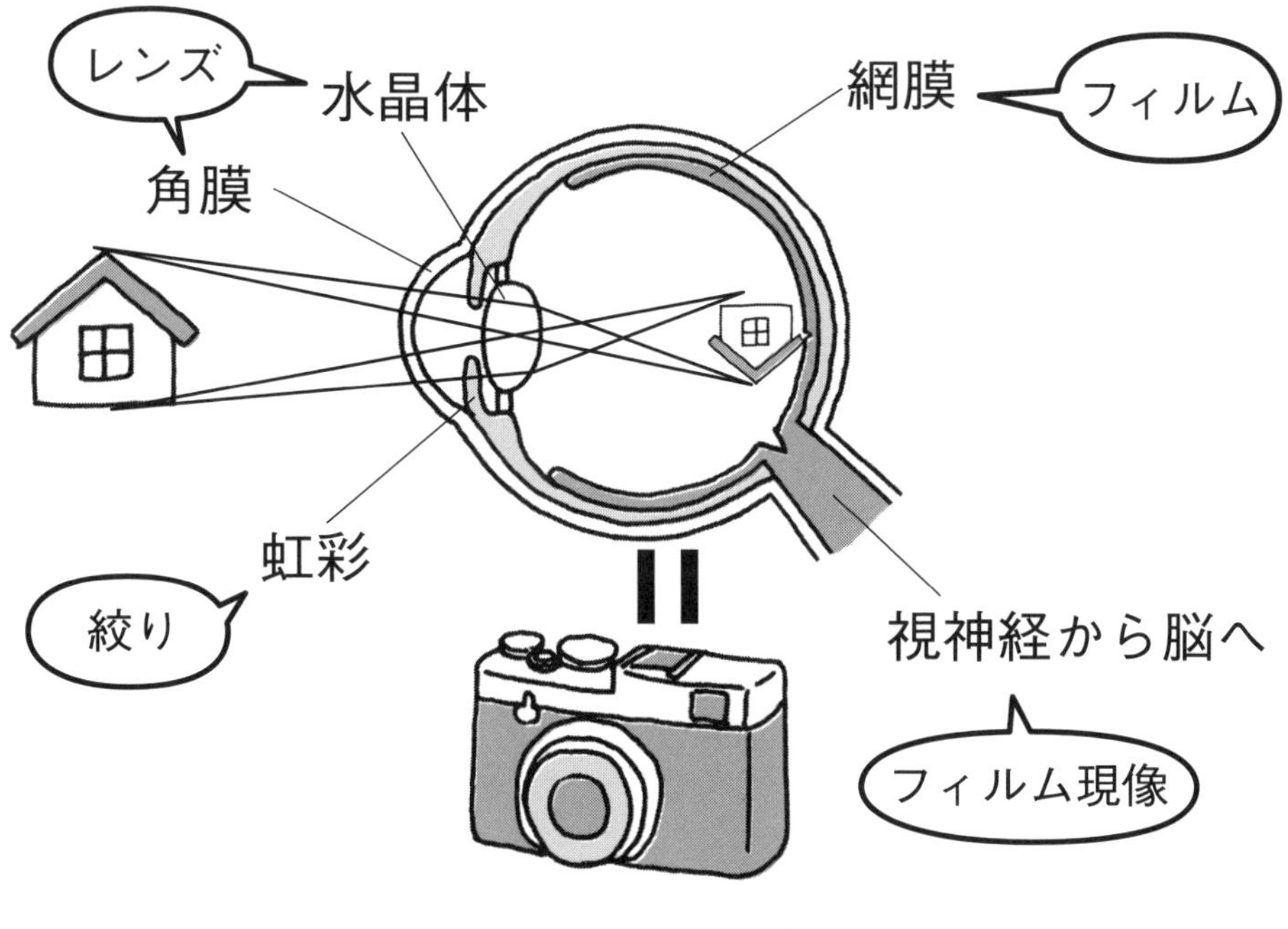

ものが見える目の仕組み

り、レンズである水晶体が硬くなってくると、ピント調節の機能が低下します。

前述したように**私たちの目の機能は、そもそも遠くの獲物をいち早く発見したり、危険を察知したりするために「遠くを見やすく」できています。**

そのため、手元や近くを見るときは、距離が離れたものを見るときより、毛様体筋と水晶体が、がんばってピントを自動調節しなければなりません。

つまり、ピント調節の機能が衰えると、近くが見づらくなることにつながるのです。

これが、年齢にともなう「老眼」の状態です。

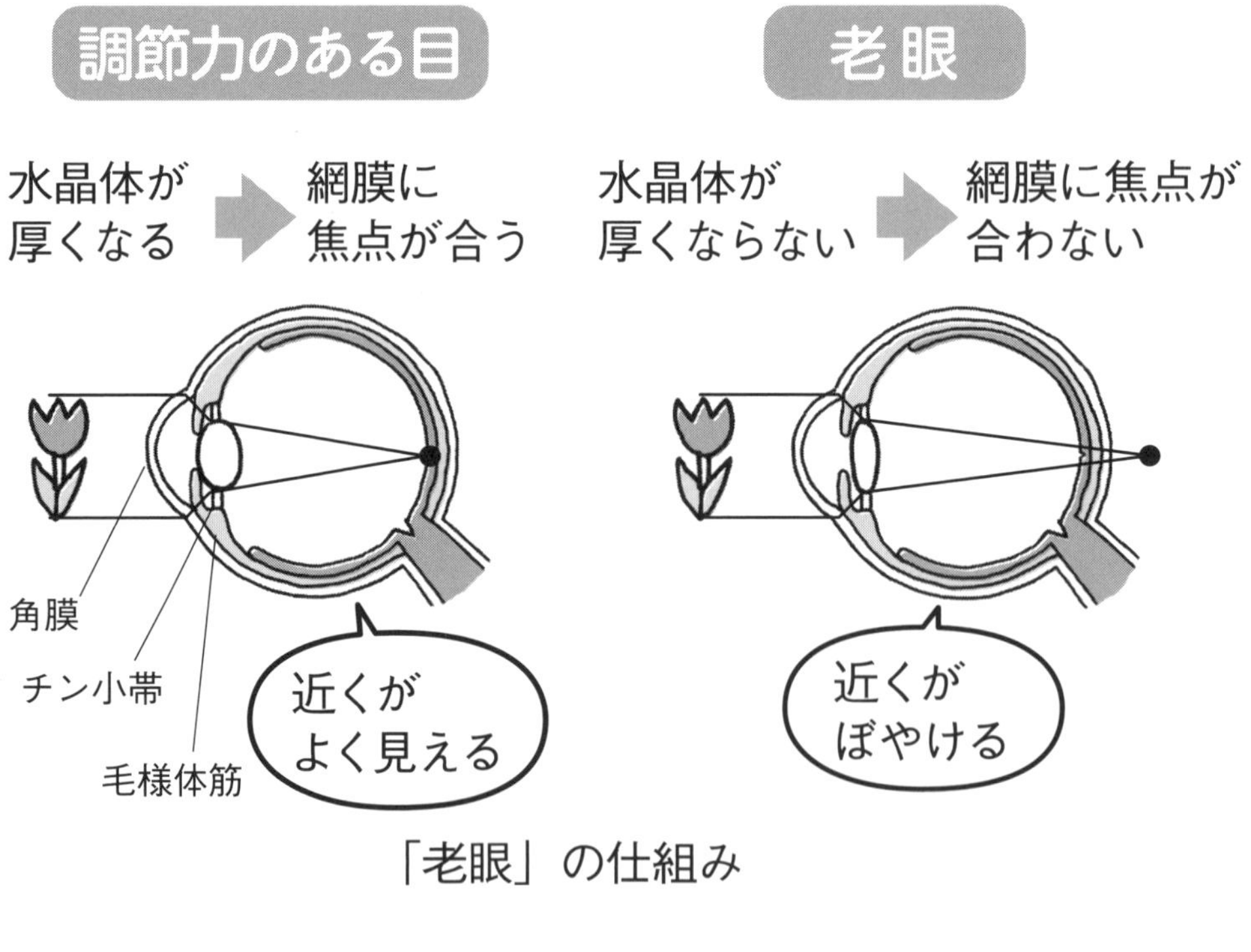

「老眼」の仕組み

では、毛様体筋や水晶体がまだ元気なはずの20～30代で、なぜスマホ老眼になってしまうのでしょう。

スマートフォンの操作で手元ばかり見る時間が長いと、毛様体筋は緊張し続けます。この状態がずっと続くと、毛様体筋に疲労が蓄積して、こり固まります。そして、老化した毛様体筋のようにこわばって、ピント調節がうまくできなくなってしまいスマホ老眼になるのです。

近視になりやすい生活

現代人の目のトラブルは、スマホ老眼ばかりではありません。

視力の低下も、その1つです。

視力の低下は、これまでは成長期に起こると考えられていました。でも、最近では、20代、30代、そして40代になっても、視力が低化する人が急増しています。

ある統計によると、**40代の日本人は42％近くが近視**だといいます。

その大きな原因が「近くばかり見る生活」にあります。

ちょっと考えてみてください。

目との距離が近いのは、スマートフォンだけではありません。

私たちは、仕事や勉強をするときは、パソコンやデスクまわりしか見ていません。また、家事をするときも、手元や足元を見るのがせいぜいでしょう。遊ぶときでさえ、家の中でテレビやゲームの画面を見てばかりではないでしょうか。

そうなると1日の大半を、自分の身のまわり、せいぜい半径1メートルくらいの範囲しか見ていないことになります。

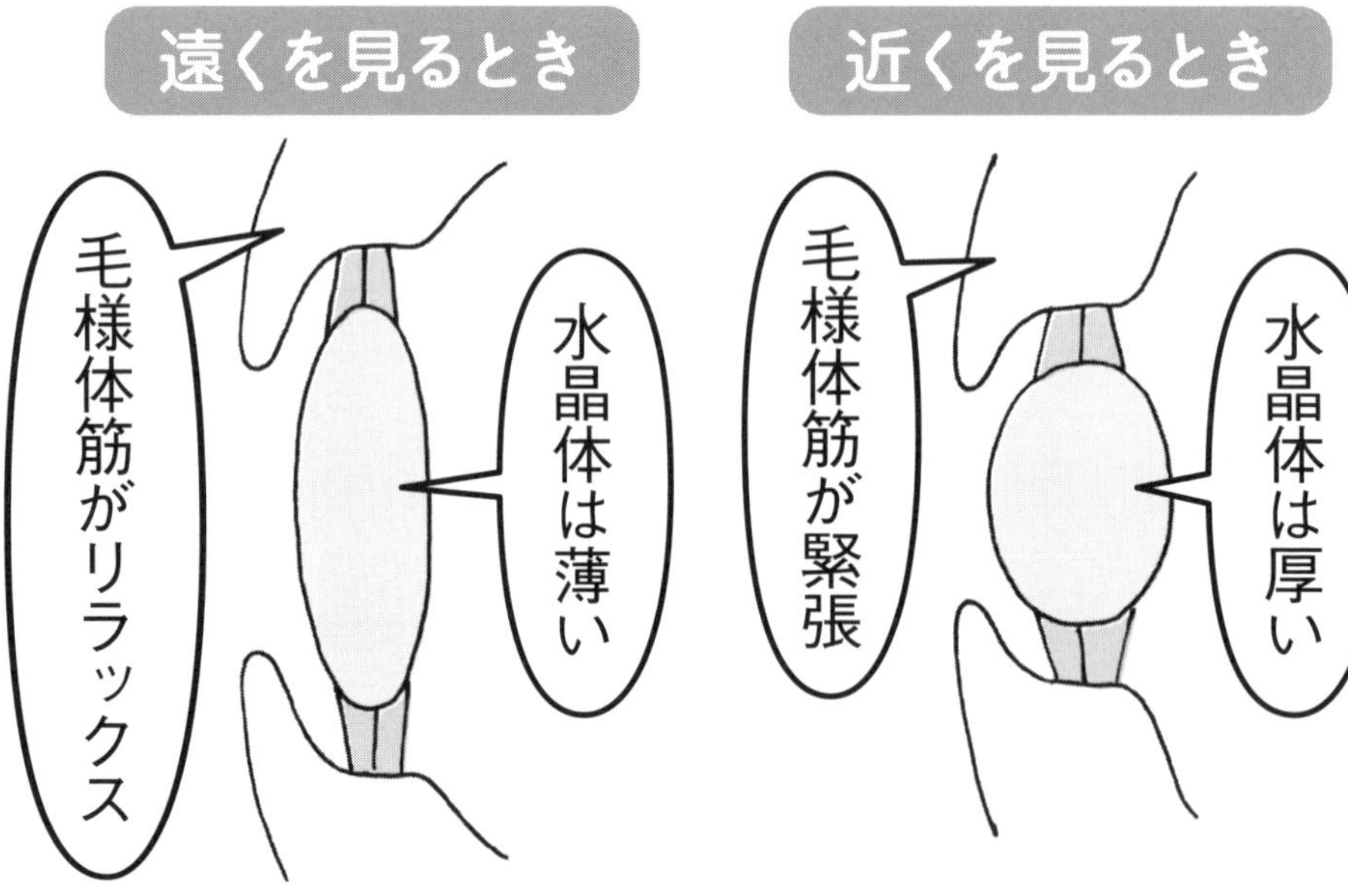

目の筋肉が疲れると視力の低下を招く

目の毛様体筋は、近くを見るときにはキュッと縮まり、レンズとなる水晶体を厚くしてピントを合わせます。筋肉が縮まるというのは、緊張するということです。

緊張が続けば、次第に目の筋肉が疲労します。

そして、疲労が積み重なると、筋肉はこり固まったまま、元に戻りづらくなってしまうのです。

肩こりにたとえると、わかりやすいかもしれません。

私たちは、スマホやパソコンを使うとき、無意識のうちに首を前に傾け、肩を丸める姿勢になりがちです。

こうして同じ姿勢を続けていると、筋肉が緊張し肩こりを招きます。

症状が軽いうちは、首をまわしたり、ストレッチしたりすればやわらぐでしょう。

しかし、毎日、同じ姿勢を続けると、こりがとれずに慢性的にこわばった状態になってしまいます。

同じように、近くばかり見つめていると、目の筋肉のこりも治りづらくなり、毛様体が慢性疲労の状態に陥ります。

すると「調節不全」というピント調節障害が起こってしまいます。

医学的には毎日30分以上連続して近くを見続けると、近視が進んでしまうというデータがあります。

再三触れるように私たちの目は、もともと遠くを見やすくできています。近くを見る「近方視」の刺激が慢性的に過度になると、それに対応しようと眼球が前後に大きくなります。

その状態が元に戻らなくなり、常に網膜の手前でピントを合わせるようになって、視力が悪化するのです。

視力が悪い人が増えているのは、手元を見る作業が中心となった現代の生活に、人間の目が適応しているともいえます。

ブルーライトで体内リズムが乱れる!?

パソコンやスマートフォンの画面が発する「ブルーライト」（青い光）から受ける影響も見逃せません。

私たちが使う電子機器の液晶モニターが発する光には、白色ＬＥＤが使われています。白色ＬＥＤは、主に青色ＬＥＤと黄色の蛍光体が組み合わされていて、ブルーライトが含まれる量が多くなっています。

ブルーライトはパソコンやスマートフォン、テレビなどから発せられているだけではありません。

今では、ほとんどの車がＬＥＤライトをつけていますし、街の信号機やネオンもそうです。

私たちは、24時間ブルーライトの光を浴び続けているともいえます。

このようなブルーライトを長時間浴び続ける生活スタイルは、ここ数年で広まったものですから、人体への影響はまだ推測の域を出ません。

ブルーライトは、目に見える光の中で最も波長が短く、エネルギーが強い光です。

その特有の波長の光は、紫外線と違って角膜や水晶体で吸収されず、目の奥の網膜まで届き、ダメージを与えます。

青い光は散乱しやすく、目が一生懸命ピントを合わせようとするためチラツキの原因となり、目が疲れやすくなるのです。

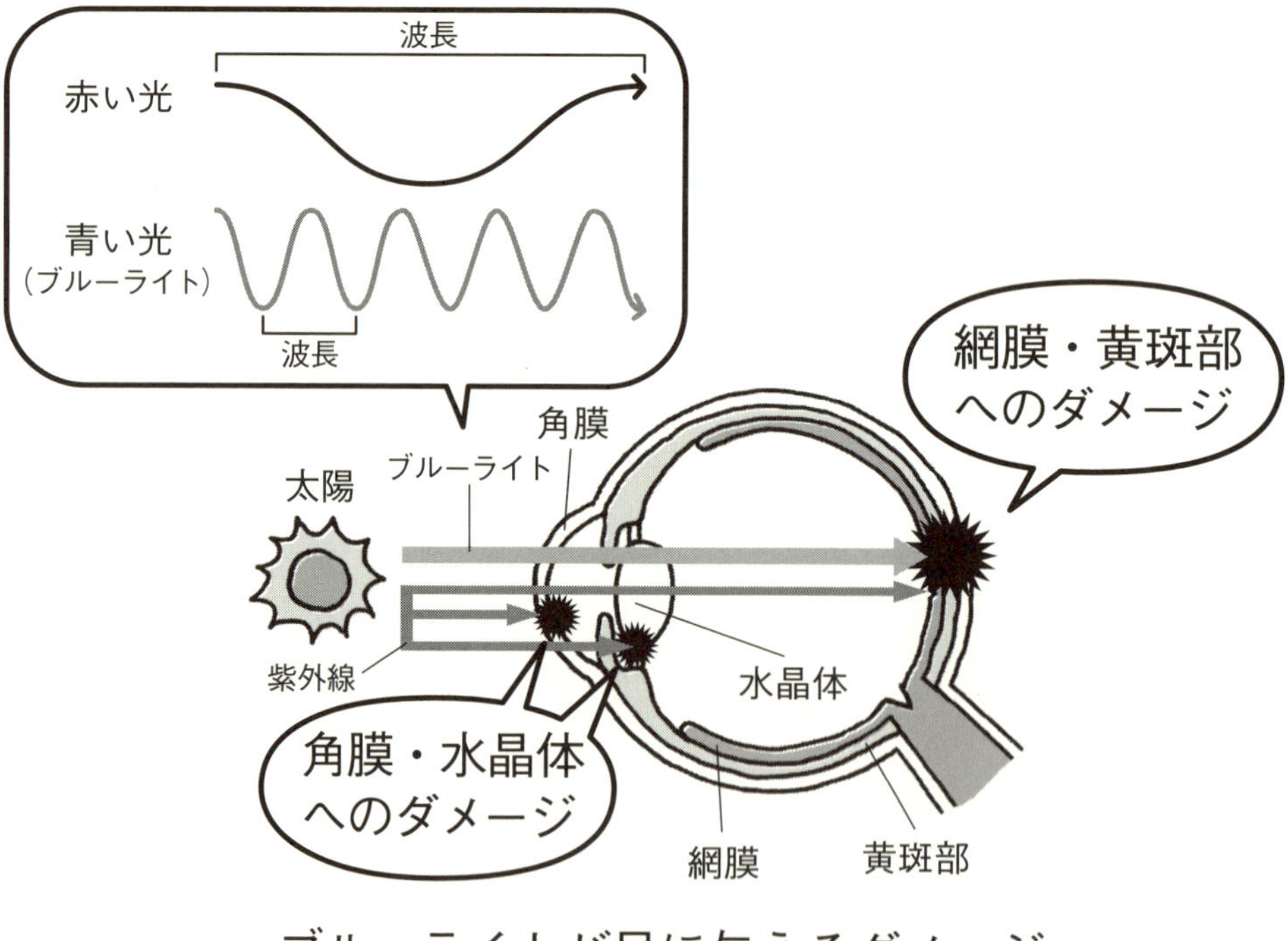

ブルーライトが目に与えるダメージ

ブルーライトには、目だけではなく、体にも悪影響を与える可能性が懸念されています。

実は、ブルーライトは太陽の光にも含まれており、毎朝、目が覚めて光を浴びることで、体内時計をリセットする効果があります。その一方で、夜間にブルーライトを浴びると、体が睡眠に向かうのを妨げてしまうのです。

夜遅くまでパソコンで仕事をする、寝る前までテレビやスマートフォンに夢中になっている。そんな生活を送っていると、ブルーライトを感知した脳が、ぐっすり眠るためのホルモンである「メラトニン」の分泌を抑制してしまいます。すると眠りが浅くなり、体内時計が乱れて、なかなか寝つけない、朝起きるのがつらい、などと日常生活に支障をきたすようになるのです。

ドライアイは目薬をさせばさすほど悪化する

近年、急激に増えている目のトラブルの1つに「ドライアイ」があります。

ドライアイは、1980年代半ばに、日本で目の病気として認められるようになりました。現在では2000万人以上が、ドライアイに悩んでいるといわれています。

ドライアイを最も引き起こしやすいのが、「エアコンの効いた部屋で、コンタクトレンズをしながら、パソコンやスマートフォンを見る生活」です。

まず、スマートフォンなどに夢中になって、画面を凝視してまばたきの回数が減ると、涙の量が不足して、目が乾きがちになります。

そして、現代の生活では当たり前になったエアコンで、空気が乾燥しやすくなります。そのうえメガネではなく、コンタクトレンズを装用することにより、涙が蒸発しやすくなります。

すると目の水分を保持できなくなり、目の表面が乾燥して荒れてしまいドライアイを招くのです。

まさに私たちが当たり前のように行っている日常の習慣が、ドライアイを生み出しているわけです。

「目が乾く」と感じても、たいていの人は「目薬をさせばいいだろう」と考えます。

でも、乾いた目に必要以上に何度も目薬をさすと、逆にドライアイを悪化させることになります。

なぜなら、目薬を頻繁にさすと、目の表面を保護するために存在する「ムチン」（粘液）まで洗い流してしまうことになり、目の表面から涙が弾かれやすくなってしまうからです。

また、目薬には品質を維持するために防腐剤が多少含まれていて、目の表面が荒れる原因にもなります。

頻繁に手を洗うと、どんどん手が荒れて乾燥してしまう経験をしたことがある人は多いでしょう。それと同じように、目薬を頻繁にさせばさすほど、目は乾いてしまいます。

目薬のさしすぎは、目を潤した気になっても、その場しのぎなのです。

また、ドライアイになると目が充血しやすくなります。そのため「充血を解消する」という効果をうたう目薬も市販されています。

しかし、この場合も目薬は逆効果だといえます。なぜなら、目薬は一時的に血管を収縮させているだけだからです。

収縮した血管は、そのあと反動で拡張します。そして、前よりも充血がひどくなってしまうのです。

「近視なのに手元が見えにくい」ということもある

よく「近視の人は老眼になりにくい」といわれます。

残念ながら、これは事実ではありません。

老眼は、水晶体も毛様体筋も衰えて、近くにピントを合わせづらくなる症状です。

一方で近視は、カメラのレンズにあたる角膜と水晶体の屈折率が、フィルムである網膜に対して相対的に高く、網膜の手前でピントが合っている状態です。

つまり、もともと近視の人は近くにピントが合っている状態なので、老眼になっていても「近くが見えにくい」という自覚症状が出にくいだけなのです。

加齢によって水晶体が硬くなって、厚みを調節できなくなる老眼になると、もともとのピントの位置より、手元が見づらくなります。近視の程度によっては、手元の細かい文字にピントが合わなくなることが十分にあり得るのです。

あなたのまわりにも、普段は近視のメガネをかけていて、薬の説明書や新聞の記事など細かい字を見るときに、メガネをはずす人がいませんか。

これは近視を矯正した状態、つまり遠方にピントが合っていると、近くが見にくいからです。

近視にも老眼が起こっている状態です。

ちなみに、**遠視や乱視も老眼のなりやすさとは関係ありません。**

ただし、遠視の場合はピント調節に絶えず緊張が入るので疲れやすくなり、老眼の自覚は早いといえます。

遠視は近視とは逆で、網膜に対して屈折率が相対的に弱く、網膜よりも後ろにピントが合う状態です。そのため、実は遠くも近くもよく見えません。

そして、角膜がゆがみ、縦と横、両方のピントがずれて、ぼやけて見えるのが乱視です。

遠視や乱視は屈折の異常が原因ですから、調節機能が落ちる老眼とは根本的な原因が異なります。

たとえるなら、**近視や遠視は目のスペック（規格）で、老眼はその性能の衰えから生じる症状なのです。**

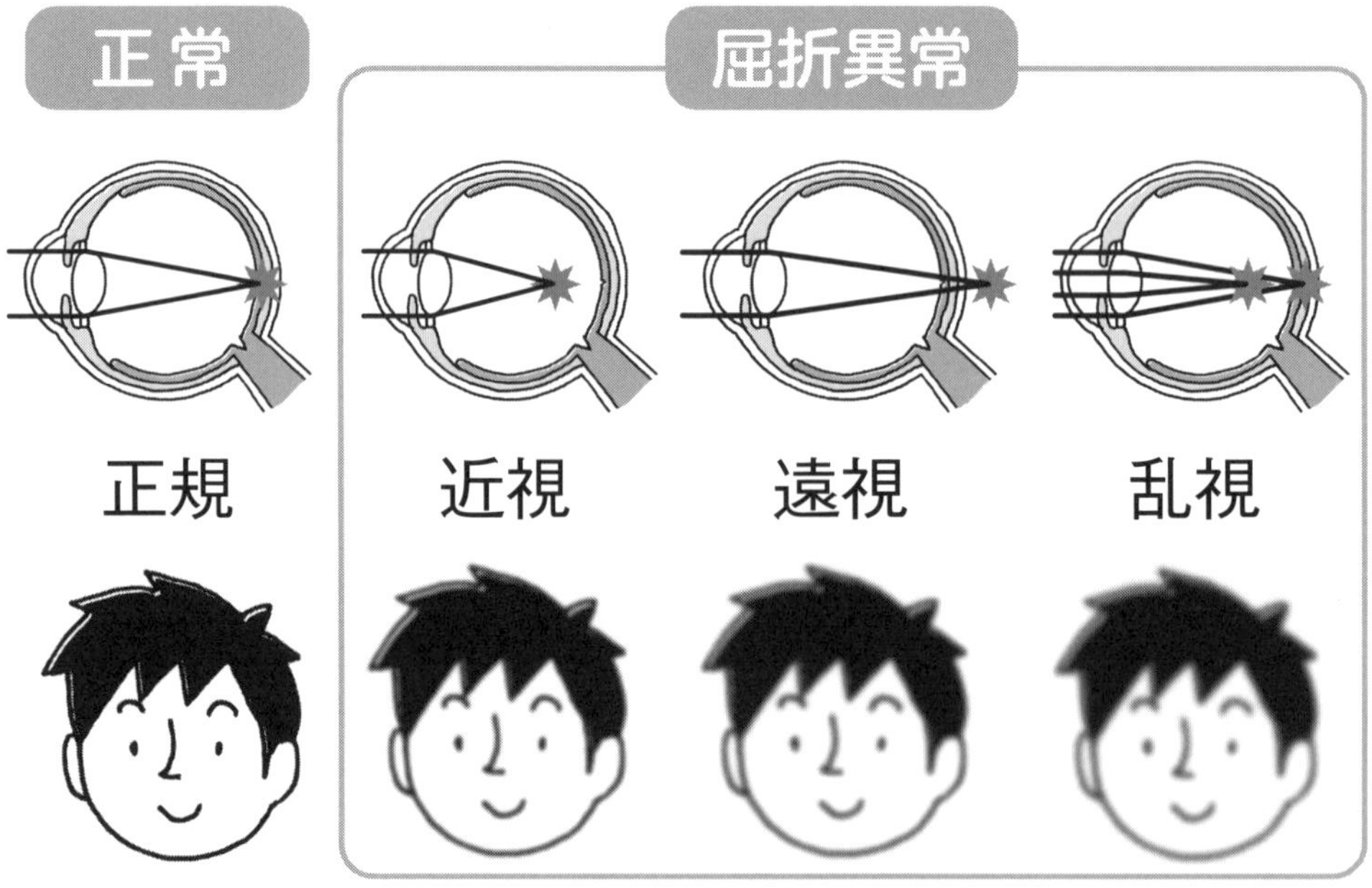

目が見えにくい仕組み

「眼精疲労」は単なる目の疲れではない

長時間、近くばかり見続けていると、水晶体の厚みを調整している毛様体筋がこり固まってきます。

これが「疲れ目」の原因です。

疲れ目になると、近くから遠くにパッと視点を移したとき、なかなかピントが合わなくなります。

ほかにも目が乾く、しょぼしょぼする、目がかすむ、さらには目の奥に痛みを感じることもあります。

こうした目の疲れをそのままにしておくと「眼精疲労」に発展します。

多くの人は眼精疲労といわれても、「目の疲れが積み重なったもの」としか考えません。でも、**眼精疲労は、単なる目の疲れではないのです。**

首や肩がこっている、よく寝たつもりなのに体がだるい、胃がムカムカする、頭が重いなど「なんとなくスッキリしない」という体の不調も、眼精疲労の症状です。

では、なぜ目の疲れが高じると体の調子も悪くなるのでしょうか。

実は、**これには「自律神経」が関係しています。**

自律神経とは、無意識のうちに心臓の働きや血液の流れ、食べ物の消化、体温の調節など、生命を維持するために必要な機能をコントロールしている神経です。

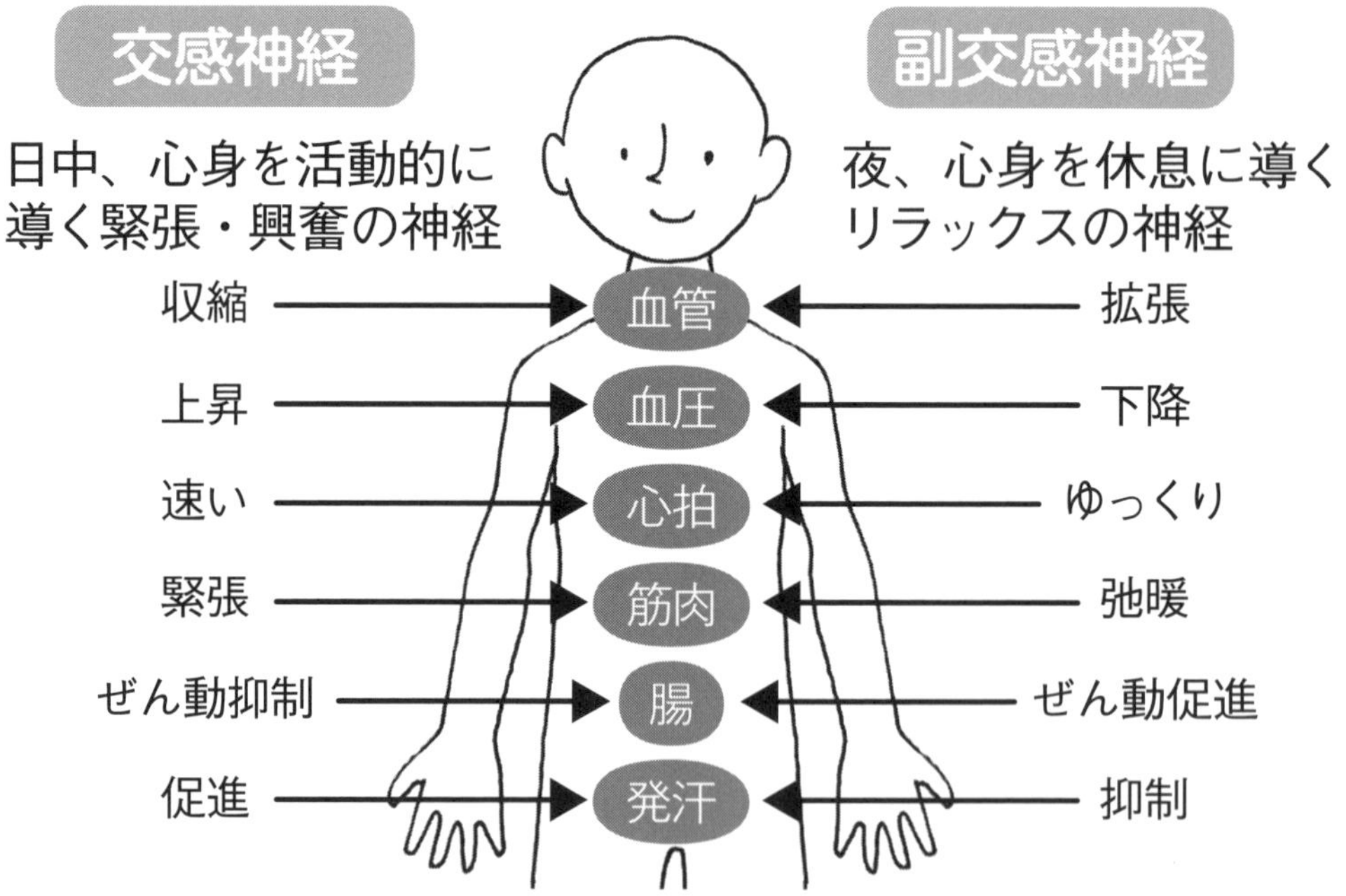

自律神経（交感神経・副交感神経）の働き

自律神経には、「**交感神経**」と「**副交感神経**」の2つがあり、対照的な役割を担っています。

交感神経は、日中、体を活動的に導き、心身が緊張したり興奮したりするときに活発に働きます。

一方の副交感神経は、リラックスしたり眠ったりするときに活発に働きます。

毛様体筋がこわばり続けるような緊張状態が長く続くと、交感神経のスイッチが入りっぱなしになります。

その状態が続くことで、肩こり、頭痛、不眠などの問題が起こるのです。

胃腸の働きは、副交感神経が支配していますから、交感神経ばかりが優位になると、胃がもたれる、ムカムカする、便秘や下痢を繰り返すなどの悪症状に発展してしまいます。

「老眼」と思って眼科に行ったら別のトラブル発覚

「なんだか最近、見えにくい」

「そろそろ老眼かもしれない」

そう思って眼科に行ったら、別の病気が発覚することも少なくありません。


その代表的な病気に「**白内障**」と「**緑内障**」があります。

白内障は、水晶体（レンズ）のタンパク質が変性し、硬くなって濁る病気です。レンズが濁るため、網膜に映し出す映像が鮮明でなくなり、「目がかすむ」「光がまぶしい」「ぼやけて見にくい」といった症状が現れます。


この白内障は、水晶体がゆでた卵の白身と同じような状態になります。卵の白身が白く硬くなるように、一度濁ってしまうと残念ながら元には戻りません。

50代では半数以上が白内障になる可能性があるといわれていますが、最近では10～30代の患者さんも増えています。


次に、緑内障は、網膜に映し出された映像を脳に伝える視神経が、眼圧の上昇などにより圧迫され、視野が狭くなる病気です。

緑内障は、最終的に失明してしまう非常に怖い病気なのですが、これといった特徴的な症状がなく、初期の病気の進行を見逃してしまう人が多いです。

患者数は推定で300万～400万人いるとされていますが、人数に幅があるのは、自分が「緑内障かもしれない」とは思わず、

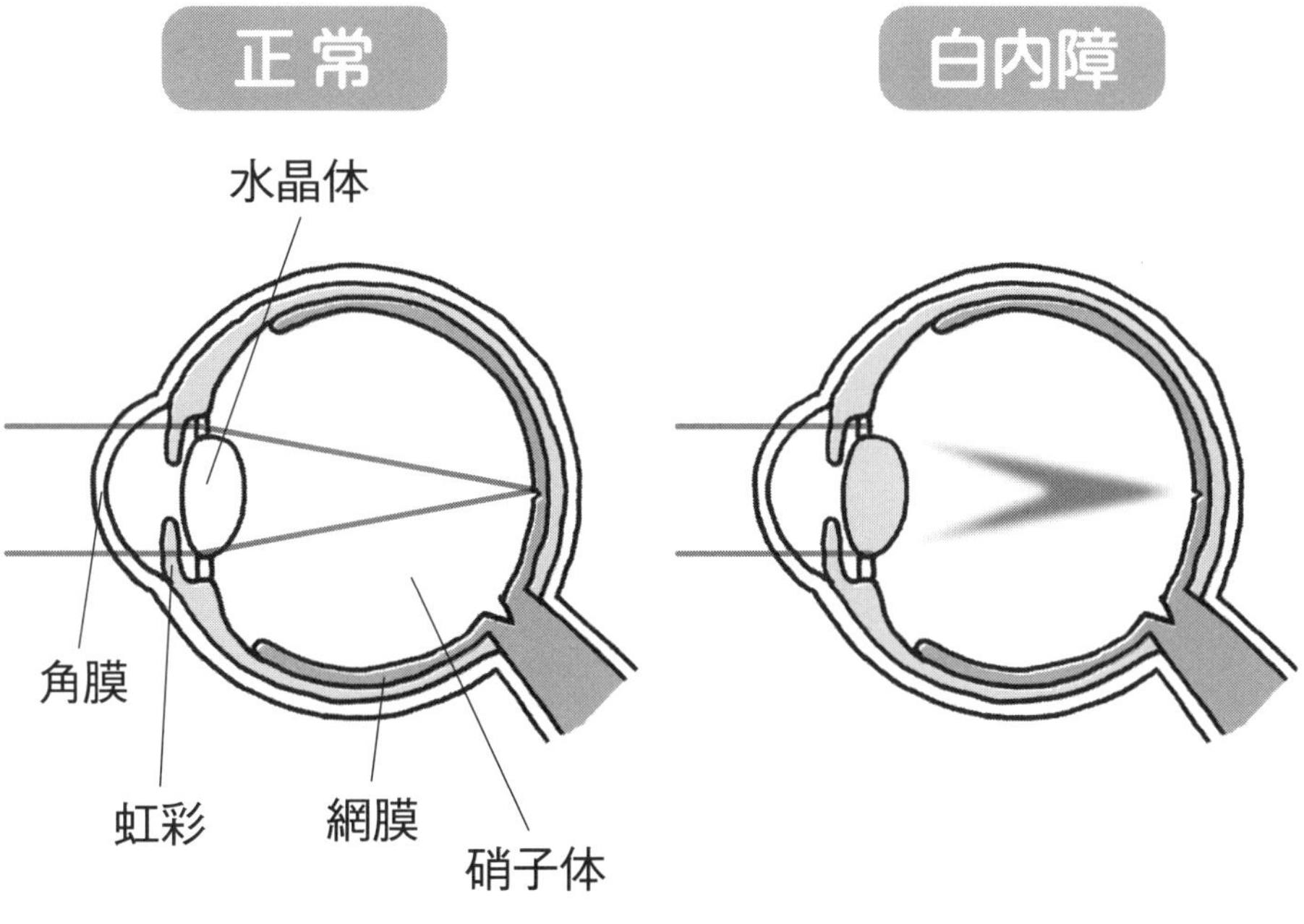

水晶体が濁ってしまう「白内障」

治療を受けないため、病気を発見されていない人が多いからです。

日本人の40歳以上の5%が罹患しているというデータがありますから、実際には400万人以上いるともいわれています。

緑内障は日本で失明原因のトップです。

近年は白内障と同じように若年層でも増加傾向にあります。

日本人の緑内障の約7割を占めるのは「正常眼圧緑内障」といって、眼圧が高くないにもかかわらず、視神経が障害されて視野障害が進んでしまう症状です。

その原因はまだ不明なのですが、1つに

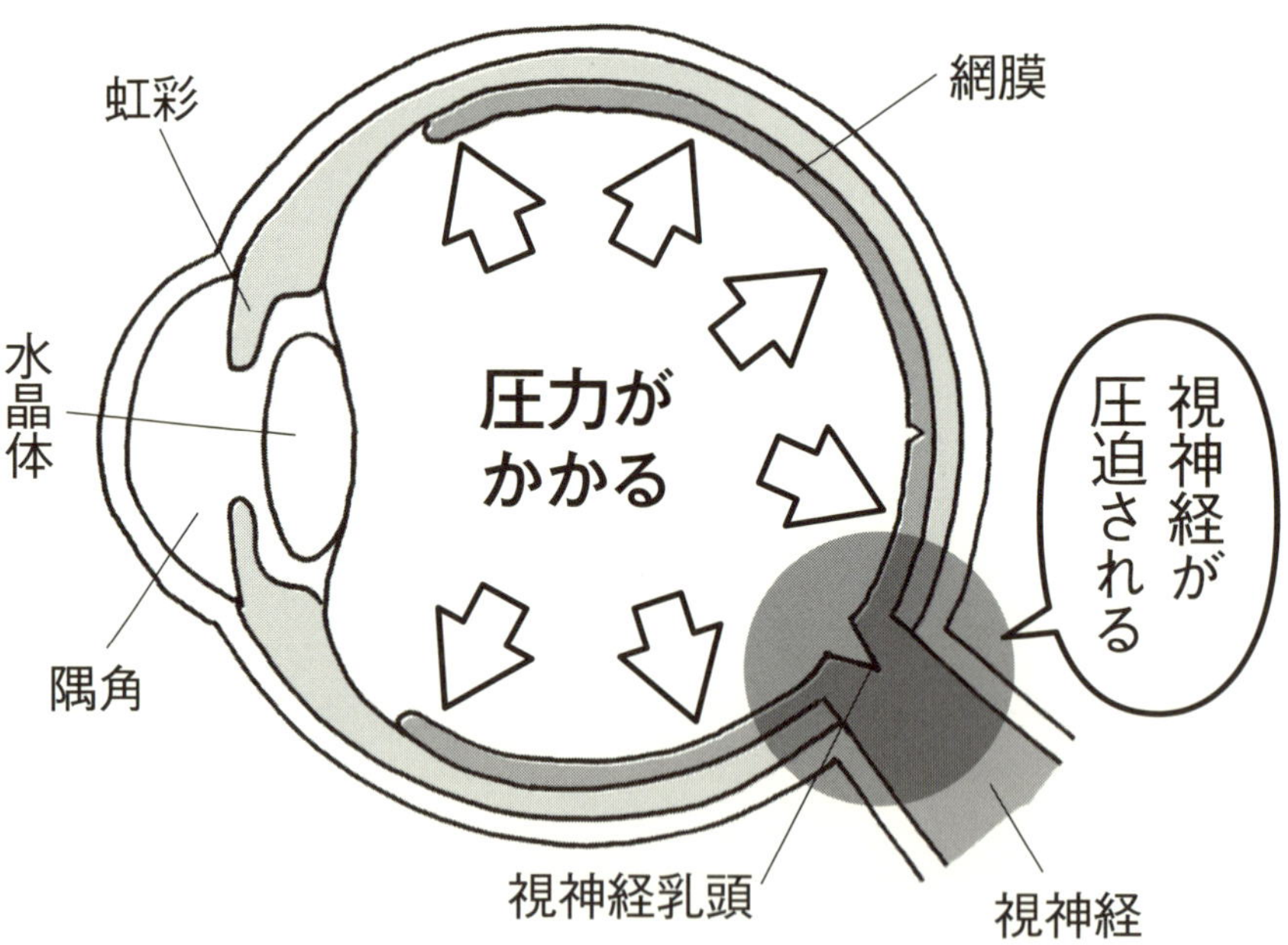

視野が狭くなってしまう「緑内障」

は近視による〝眼球構造の脆弱化〟が挙げられています。日本の近視人口が多いこと、さらにその人口が増加傾向にあることも、正常眼圧緑内障の増加に影響していると考えられます。

いずれにしても一度発症してしまうと、できることは「進行を緩やかにする、止める」ことしかできませんから、早期の発見がとても重要です。

手遅れにならないよう、明らかな症状がなくても、気づいたときには検査をきちんと受けることが大事ですし、最近ではセルフチェックできるシートなどもありますのでチェックしてみるのもよいです。

日頃から、自分でできる目のケアを怠らないようにすることを心がけましょう。

目が悪くなると「脳力」もダウンする!?

私たちは、考えが行き詰まったときなど「脳が疲れた」と感じますが、実は**脳は疲**

正常眼圧緑内障のセルフチェック

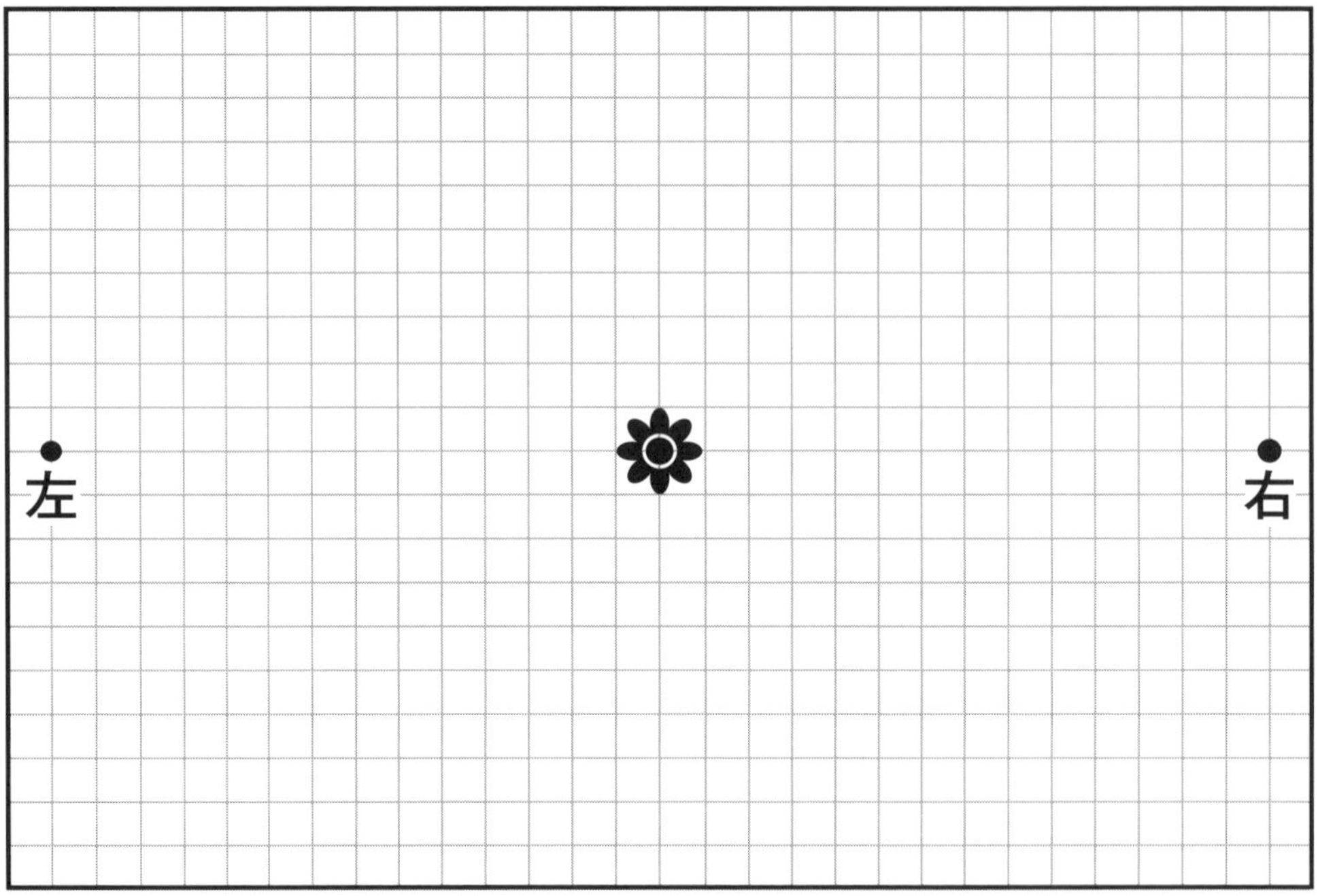

1. 片目をつむって、正面の30㎝のところから中心にある「花」を見てください。

2. 以下の症状があれば、専門医の診察を受けましょう。

- **視野が欠ける**
- **マス目が歪んで見える**
- **一部が暗く見える**

れないということがわかっています。

もし脳が疲れて働くのをやめてしまったら、内臓も体もすべての動きがストップしてしまいます。実際、脳は寝ている間も活発に働き続け、体温を維持したり、夢をつくったりしています。

考えごとをしていて「疲れた」と感じるのは、目が疲れたことが大きな原因です。もしくは同じ姿勢をとり続けて、肩や腰の筋肉がこって疲労を感じるのも大きな原因でしょう。

私たちはものを見るとき、目だけでなく脳も使っています。

水晶体を通過した映像は、網膜に映し出され、脳に電気信号として送られます。

その後、大脳皮質にある「視覚野」という部分で、電気信号を映像化してはじめて「見える」となるのです。

しかも、外界から人間が得る情報の8割以上は視覚情報であるというデータもあるくらい人間は視覚に頼っています。

実際に近年目覚ましく進歩しているのは、スマートフォンや携帯ゲーム機をはじめ、視覚に頼ったデバイスが非常に多いです。脳で処理する情報の多くは、視覚に頼っているといってよいでしょう。

脳の思考回路を働かせるためには、まず入り口となる目の機能をきちんと働かせなければなりません。

視覚情報をはっきりと適切に得ることは、脳を適切に刺激することにもつながります。高齢者は白内障の進行にともなって目の機能が悪化することで、認知症が進行することもあります。それだけはっきり見えると

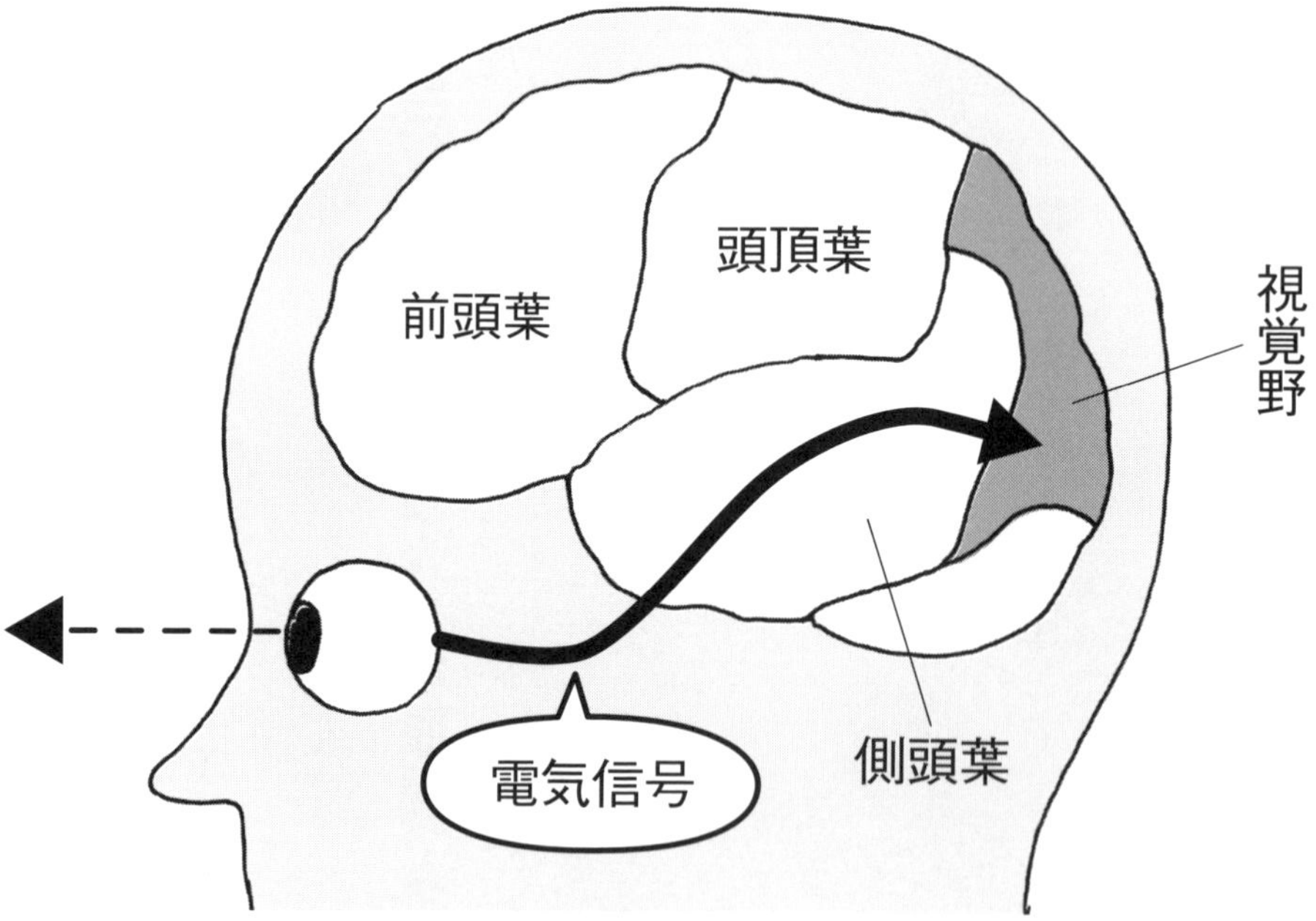

目から入った情報は後頭部にある「視覚野」で映像化

いうことは大切なのです。

目の機能が回復し、はっきり見えるようになると、脳への刺激量が増え、脳が活性化し、精神的にも肉体的にも活動的になります。

近視、遠視、老眼などのトラブルは、目だけではなく「脳力」にまで影響を及ぼしてしまうのです。

目は好感度を左右する

人は誰かに会ったとき、まず目を見ます。

だからこそ、目は人の印象を大きく左右します。

あなたは、出会った人が、眉間にシワを寄せて目を細めていたら、どう感じるでしょうか。「素敵な人だ」「感じがいい」とは、あまり思わないでしょう。

私たちはものが見えにくくなると、無意識のうちに眉間にシワを寄せて、目を細めます。そうすることでカメラの絞りを絞る原理でボケ像が軽減して、ものが見やすくなるからです。

目に入る光は、水晶体というレンズを通ることで屈折し、網膜で焦点を結びます。ところが、目を細めると水晶体を通る光の量が少なくなるため、膨らんだレンズの屈折率にあまり影響を受けなくなります。

その結果、網膜にピンボケの映像がカットされた状態で届き、よく見えるようになるのです。その代わり、映像は暗くなります。

あなたは、目が充血している人に対して、どう思うでしょう。

元気でイキイキしているというよりは、疲れて不健康な印象を受けるはずです。

でも、たとえ、その人が疲れ切っていなくても、ドライアイであれば目が血走っている可能性が高いです。

涙には目に栄養を送る役割があり、眼球の表面を覆っています。その量が減少すると、表面が荒れて傷ついてしまい、それを修復するために炎症反応が起こって白目の血管を拡張させます。

それが、充血の原因の1つなのです。

もしかしたら、本人は「たいしたことがない目のトラブル」と思っているかもしれません。

でも、目に異常が起きていると、知らず知らずのうちに、好感度が下がってしまう可能性も否定できないのです。

Part 2

「近視」「遠視」「老眼」は9割治る！

目が悪くなる大きな原因は「酸素不足」

近年、増え続けている目のトラブル。ディスプレイ画面や手元ばかりを見つめる生活が、目を疲れさせる大きな原因となっています。

でも、それはあくまでも生活スタイルの変化から受ける外側からの影響です。

目の悩みが深刻になる背景には、内側からの原因も大きく働きかけています。

体の内側から起こる最大の原因が「酸素不足」です。

人間の生命活動の基本は、酸素を体内にとり入れることにあります。

私たちは、呼吸によって酸素をとり入れ、血流によって体中の細胞に届けています。

人間は、たとえ食事ができなくても、水さえ飲んでいれば1カ月は生きられるといわれます。

ところが、呼吸を止めてしまったら、1分でも苦しくて動けなくなってしまいます。

それほど、体は酸素を必要としているわけです。

最新の研究では、私たちの体は37兆個ある細胞で形づくられているといわれます。酸素は、その1つひとつの細胞のエネルギーを生み出す役割を果たしています。

つまり、酸素は食事によって得た栄養を、熱エネルギーに変える手助けをしているのです。

目に限らず、体全体が酸素を必要としています。ただし、目を酷使する現代人の生活は、特に目の酸素不足を引き起こしやすい生活となっています。

目が酸素不足になる理由には、いくつかあります。

まず、目を酷使すると目のまわりの筋肉がこり固まり、血流を滞らせてしまうこと。なにかを凝視する作業が増えると、まばたきする回数が減り、目の表面の酸素不足が進むこと。さらにファッションとしてのカラーコンタクトを含むコンタクトレンズの乱用なども、目の酸素不足を深刻化させます。

目だけでなく、体全体を動かす機会が少なくなり、血行が滞りがちなことも挙げられます。

酸素は血液に乗って全身に運ばれますから、あまり歩かずに電車や車に乗って移動するばかりの生活では、血流が滞って酸素が不足するのです。


呼吸が浅くなりがちなことも、酸素不足になりがちな理由の1つです。

スマートフォンやゲームに夢中になり、うつむいてばかりいると胸が圧迫されて、深く息ができなくなります。

また、ストレスによって緊張状態が続いても呼吸が浅くなってしまいます。

自律神経が乱れると酸素不足が加速する

さらにもう1つ、酸素不足を加速させてしまう大きな要因があります。

それは、自律神経の乱れです。

前述したように、自律神経には、交感神経と副交感神経があります。車にたとえれば、交感神経はアクセルです。エンジンを回転させ、体を活動的に導きます。

副交感神経はブレーキです。スローダウンしてリラックスするように働きかけます。

自律神経は、結局のところ交感神経（アクセル）と副交感神経（ブレーキ）のバランスが大切です。

このバランスは、主に副交感神経の活動が上下することで保たれていますが、忙しい現代に暮らす人は、９割以上が交感神経が優位な状態にあるといえます。

交感神経が過剰に活発になると、呼吸が浅くなります。

「呼吸が浅くても、吸えていればいいいじゃない」

と思うかもしれません。

しかし、**呼吸が浅いということは、皆さんが考える以上に体にとって大きな負担となります。**

なぜなら、呼吸が浅くなると末梢の血流が激減してしまうからです。

血流が滞ると、細胞に必要な酸素と栄養が行き渡らなくなります。

特に、目のように細かい血管が集中している部分は、血流の影響を大きく受けます。

さらに、交感神経ばかりが活性化していると、血管が収縮しますから、追い打ちをかけるように血流が衰えて酸素不足になってしまうのです。

コンタクトレンズの「酸素透過率」が重要な理由

コンタクトレンズのセールスポイントとして、「酸素透過率がいい」ことが挙げられることが多いです。

目（黒目）の角膜は、光を通すために透明になっていて、酸素を運ぶ血管がありません。

ですから、涙に含まれる酸素を必要としています。

ところが、コンタクトレンズの酸素透過率は、一概にはいえませんが、裸眼と比較すると、高くても80％くらいのものが多いです。

地上の酸素を１００％だとすると、80％まで減少するのは、標高が２０００メートル以上になったときです。

つまり、**酸素透過率が80％のコンタクトレンズを装用し続けるのは、２０００メートル級の山で動きまわるのと同じこと**なのです
酸素不足により、角膜中の細胞の新陳代謝のバランスが崩れると、角膜の厚みが増して「見えにくい」症状が起こることがあります。

さらに、角膜の表面の細胞が乱れ、細菌などに感染しやすくもなります。

そして、そのまま酸素不足が続くと、酸素をとり込もうと血管が黒目に侵入してく

ることもあります。

黒目の血管はもともと血管のないところに突貫工事のようにつくられるものですから、海に高速道路を通すようなもので全く機能しません。

そのため酸素不足は解消されず、その酸欠状態が続く限りどんどんつくられていきます。

無駄な血管が増殖するだけの悪循環に陥るわけです。

目には内側からも、外側からも酸素が欠かせません。

コンタクトレンズ装用によるトラブルは、長時間の装用が原因となることが最も多いです。

いくら酸素透過率が高いレンズでも、人前に出るときやスポーツをするときなどの、「どうしてもコンタクトレンズが必要」という場面以外は、メガネと使い分けるのが目の健康のためにはいいのです。

「近視」「遠視」「老眼」は血流で解消

コンタクトレンズの装用時間を調整すれば、外からとり込む酸素量はアップします。では、いったいどうすれば、体の内側が原因の酸素不足を解消できるのでしょうか。

一番よい方法は血流を促すことです。

酸素は血液の流れに乗って、全身の細胞に運ばれます。

そのため、血流が滞ると、末端にある血管に酸素が届きにくくなります。

また、血液は栄養素や酸素を運搬する以外にも、二酸化炭素や老廃物を回収し、排泄する役割も果たしています。

つまり、血液は体内に「ある」だけでは、その役目を十分に果たすことができません。末端まで滞ることなく、全身をぐるぐると流れていなければならないのです。

「近視」「遠視」「老眼」、そして「眼精疲労」などの目のトラブルの原因は、複雑に絡み合っています。

たとえば、毛様体筋がこわばると〝スマホ老眼〟の症状が出るばかりでなく、目がショボショボしたり、かすんだりします。

さらに緊張が続けば、毛様体筋に過度な負荷がかかります。するとピントの調節ができにくくなる「調節痙攣《けいれん》」という症状を招くことがあります。

遠視の場合、遠くも近くもピントが合いにくく、常に調節しなければならないので眼精疲労を招きがちです。

頭が痛くなったり、集中力が衰えたりすることも少なくありません。

ただ、**原因が重なっているということは、根本的な問題を解決すれば、近視、遠視、老眼、そして眼精疲労まで、まとめて軽減できる可能性が高いということです。**

その根本的な問題を解決できるのが、血流を促すことなのです。

目は全身の健康と若さを表すシンボル

血液は全身を巡っており、目と全身はつながっています。

そのことをきちんと理解しておくため、例を1つ挙げてみましょう。


眼底出血や緑内障などが疑われる人に行う検査の1つに「眼底検査」があります。

この検査では、黒目の部分を検眼鏡や眼底カメラなどを使って覗き込みます。

この目の奥にある眼底（網膜）は、体の中で唯一、外から直接むき出しの血管が見える部位です。

この血管になんらかの異常が見つかれば、全身を巡るほかの血管の状態にも異変が起こっていることがわかるのです。


たとえば、動脈が細くなったり硬くなったりして、血管の太さが整っていないと、

「動脈硬化」の可能性が疑われます。

動脈硬化が進行すると、血液の色が濁り、血管が不自然に交差しはじめます。

また、高血圧の人は、血液が勢いよく流れているため、圧力に耐えるために動脈の壁が厚くなります。

つまり、動脈が細くなっていると、高血圧が進んでいると考えられるのです。

さらに、高血圧が悪化すると、網膜の出血や白斑が見られるようになり、この段階になると心臓や腎臓の障害も疑われます。

静脈が詰まっていたり、コイル状になっていたりする場合は、糖尿病の可能性が高くなります。糖尿病が悪化すると、出血が見られ、その固まりが斑状になっていることもあります。

このように**目は、私たちが健康で、若々しい状態を維持しているかどうかを表すシンボルとなっている**のです。

老けない体をつくれば目もイキイキ

人間の体は、驚くほど緻密な連携プレーによって機能しています。

たとえば、皮膚をすりむいたときのことを考えてみましょう。

ケガをした部分の血管は収縮し、「血小板」が集まってきて固まり、血を止めます。死んだ細胞は別の細胞がとり込み、傷は「線維芽細胞《せんいがさいぼう》」がコラーゲン（タンパク質）をベースに修復をはじめて回復に向かいます。

私たちが生きていくために必要な、食事を消化する過程も同様です。

口の中で噛み砕かれた食べ物は、胃でドロドロに溶かされ、小腸で吸収されます。そのとき、大量の血液が小腸に集まり、吸収した栄養を全身に運びます。

こうして、いくつもの臓器や細胞が、手をとり合って働くシステムなので、どこか

1つが弱ると、連動してほかの部分も弱ってしまいます。

目も、私たちの体の一部です。

体が疲れて不調をきたしているのに、目だけが健康でイキイキしていることはありません。反対に、目を酷使して働きが衰えているのに、体は元気だということもないはずです。

目の健康を維持することは、全身の若さと健康を保ち続けることにつながるのです。

Part 3

目を温めると
視力がよみがえる

目の筋肉にも乳酸がたまる

腹筋運動を何度も繰り返すと、お腹の筋肉が熱くなり「もう、これ以上できない」という状態になります。

また、遅刻しそうになって、駅まで全速力で走ったりすると、太ももがパンパンになったりします。

その原因となるのは「**乳酸**」です。

筋肉を動かすとき、筋肉に蓄積されている糖分がエネルギー源として分解されると、同時に乳酸が発生します。

急激な高負荷の運動によって筋肉に乳酸がたまると、筋肉の動きを邪魔してしまうのです。

実は、お腹や脚の筋肉と同じように、目のまわりの筋肉にも乳酸がたまります。

目は、急激に何度も繰り返してまばたきしたり、大きな負荷がかかったりすることがないので、感じにくいだけなのです。

目のまわりの筋肉は、とても働きものです。

人間は平均すると、1分間に15~20回、まばたきをしています。


1日の睡眠時間を8時間とすると、残りの16時間で、少なくとも1万5000回はまばたきをしている計算になります。

ダイエットのために腹筋運動をしようとしても、1日に1万5000回はとてもできません。強度が異なるとはいえ、どれだけ目のまわりの筋肉を酷使しているかがわかるでしょう。


乳酸がたまると、筋肉がこわばりがちになります。

硬くなった筋肉は、血管や神経を圧迫して、血流や神経伝達をどんどん悪化させて悪循環に陥ってしまうのです。

目の血流を促そう

激しい運動をした後、筋肉が熱を持ったり、炎症を起こしていたりするときは、反応を落ち着かせるために、まず筋肉を冷やすのが鉄則です。

プロ野球のピッチャーが、試合終了後のヒーローインタビューなどで、肩を冷やす「アイシング」をしている様子を、テレビなどで見たことがあるでしょう。

でも、アイシングはあくまでも、上がりすぎた筋肉の温度を一時的に下げるためのもの。**筋肉が炎症を起こしていない限り、逆に温めて血行を促したほうが、疲労の回復が早まります。**

目のまわりの筋肉も同じです。

むくんだり、充血したりしているときは、一時的に冷やすのもいいでしょう。でも、冷やすのはあくまでも応急処置です。

手足が冷えてこわばると、なかなか思うように動かすことができませんが、目も冷えが続くと、全般的な機能が衰えてしまいます。

血液は、熱の高い部分では温められ、低いところでは熱を放出して、体温を保つのに役立っています。

こうした働きから、血流が悪い部位には冷えが生じます。

別の言い方をすると、冷えやすい部分は血流が滞りがちになります。

血流が滞って冷えてしまうと、ますます血流が悪くなります。

目は、外気に触れているため、冷えやすい体のパーツの1つです。だからといって、お風呂に入っても、目を湯船につけるわけにはいきません。

日本人の失明原因の1位である緑内障も、進行を遅らせるためには、血流を促すことがとても重要です。

いずれにしても、**根本的に目の機能を回復させようと考えるのであれば、血流を促して「目を温めること」が大切なのです。**

ホットタオルでトラブルの原因を解消しよう

視力が落ちる、スマホ老眼になる、目がしょぼしょぼして遠くも近くも見にくい。こんな目の悩みの多くは、毛様体筋の緊張からはじまります。

毛様体筋を温めて、緩めてあげれば、目のトラブルの多くは解消できるのです。

目の疲れをそのままにして、目のまわりに乳酸がたまると、毛様体筋などの筋肉がどんどん硬直します。

そして、毛様体筋がこわばり続けると、交感神経が優位に働き続けます。するとと、肩がこる、集中できない、胃が痛いなど、目だけではなく、全身の不調にまで発展してしまうのです。

「目が疲れたな」と感じたら、できるだけ早めに温めて、毛様体筋の緊張を解いてあげましょう。目の悩みだけではなく、体中の問題の改善につながり、若々しさを維持することにもつながります。

目を温めるために、簡単にできて効果が抜群なのが「**ホットタオル**」です。ヤケドしないように注意して、閉じたまぶたの上にそっとのせます。**タオルが冷えるまで、およそ2分間、そのままのせておきましょう。**温めたタオルが、じんわりと毛様体筋の緊張をとり除き、血流を促進して疲労物質の代謝も促します。

電子レンジがないときは、市販の温まるアイマスクでも構いません。パソコン仕事で疲れたときや自宅でリラックスしているときなど、「目が疲れたな」と感じたら1日何回でもやってみましょう。

ホットタオルで目を温めると疲れ目に効果的

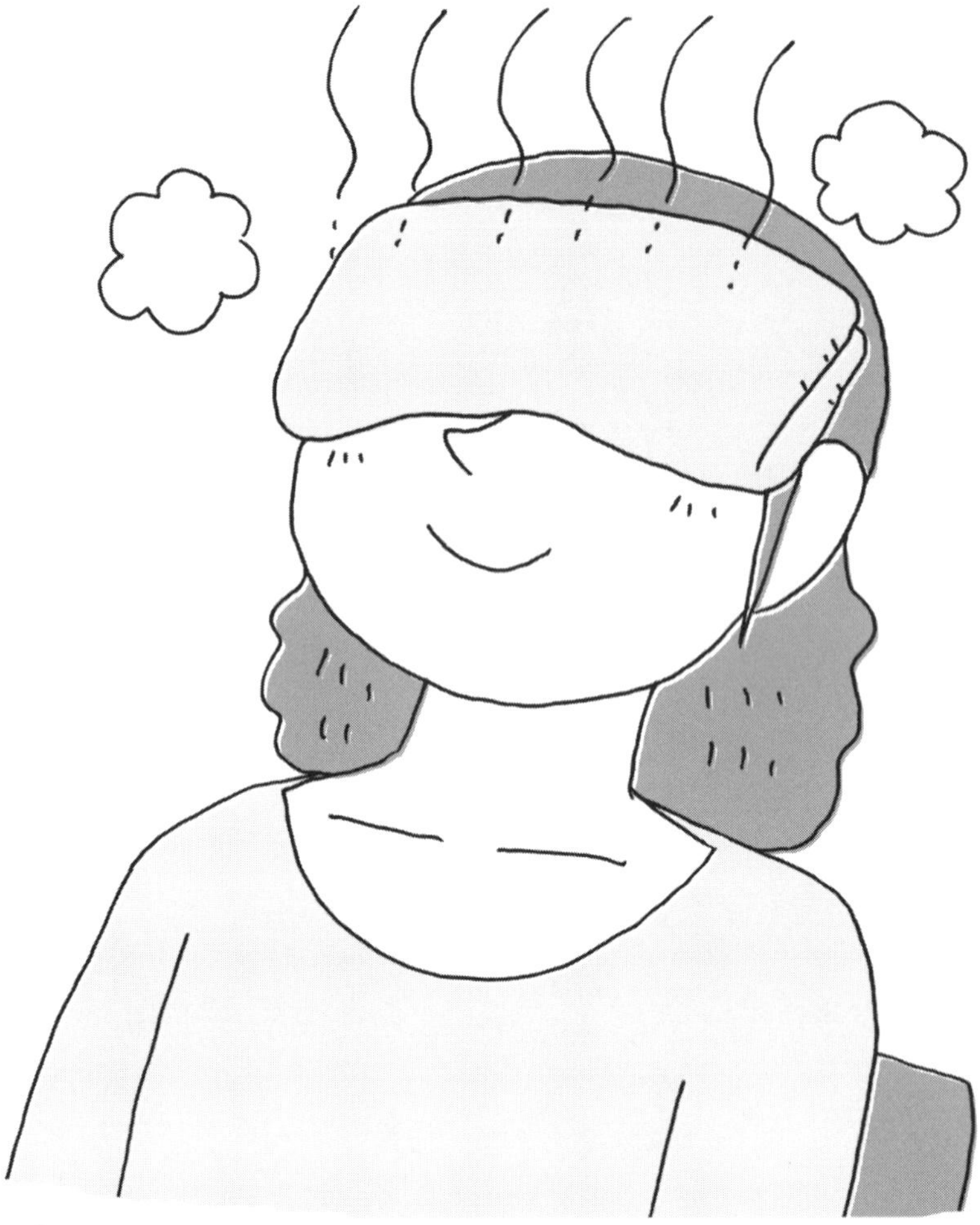

1. タオルを１枚用意します。
（ハンカチくらいの大きさでOK）

2. 水に濡らして固く絞り、半分に折って端からクルクル丸めます。

3. 電子レンジで、500ワットであれば１分ほど温めます。

＊機種やワット数などにより、温め時間は調整してください。

全身の血流を促して目の温かさをキープ

目を温める効果をさらにアップし、維持するためには、体全体の血流を促すことも大切です。

血液が体のすみずみまで行き届くことで、体温を維持するという働きもあります。体温が低いと、血液はドロドロになって流れが悪くなります。

全身の血行を促さないと、

「血流が悪くなる→体温が下がる→血液がドロドロ」

となって、さらに流れが悪くなるという悪循環にはまってしまうわけです。

全身の血流を促すために、まずできることは、小まめに体を動かすことです。

私たちの生活は、椅子に座りっぱなしや立ちっぱなしで、同じ姿勢でいることがほとんどです。

椅子に座りっぱなしであれば、体重が太ももやひざ裏の血管を強く圧迫します。立ちっぱなしでも、脚の筋肉を動かさない限り、下半身の血液循環が悪化し、思った以上に血流は悪くなっているのです。

1日あたり15分動けば、寿命が延びると報告している論文があります。目のためにも小まめに体を動かすことを、まずは「意識する」ことからはじめましょう。

駅やオフィスでは、エレベーターでなく階段を使う。
デスクワークやテレビを見ているときは、30分に1回くらいは立って歩く。

このような、ちょっとしたことを習慣化することで、血液循環を促すことができて、目にも体にも好循環が生まれるのです。

血流と腸内環境の密な関係とは？

全身の血流をよくするために大切な器官の1つが腸です。

近年話題の「腸内環境」と血流には密接な関係があります。

腸内にはたくさんの細菌が生息しており、その数はおよそ500～1000種類、少なくとも100兆個はいると考えられています。

この腸内細菌は、大まかに「善玉菌」と「悪玉菌」の2つに分けられます。

善玉菌は、ビタミンをつくったり、排便活動を促したりして、体をよい状態に維持してくれます。

ところが、悪玉菌が増えると腸内の腐敗が進み、有害物質が生み出されます。

こうした有害物質は、腸壁から吸収され血液にとり込まれます。そして、血液の質を悪化させてしまうのです。

ドロドロになった血液は、当然、流れが悪くなります。

そして、**体全体はもとより、細かい血管が集中している目に、血液が十分に行き届かなくなってしまう**のです。


腸内環境が悪化すると、血流が悪化する理由がもう1つあります。

善玉菌が多いと消化活動がスムーズに行われますが、悪玉菌が増えると腸の正常な活動が滞ります。

つまり、食べ物を食べ、栄養を吸収してエネルギーとして利用する、不要なものを排泄するという消化のサイクルが乱れ、代謝が衰えて血流が悪化してしまうのです。


全身の血流を促し、目の機能をアップさせようと思ったら、腸内環境を整えておくことが欠かせません。

胃が悪いと呼吸がうまくできない

腸だけではありません。

胃も、血流をよくするために、大切な役割を果たす器官の1つです。

なんといっても胃は、口の中で噛み砕いた食べ物を消化する、最初の器官です。

胃が弱れば、消化もままならず、体をつくるための栄養をとり入れるのが難しくなります。

すると、全身の代謝が低下して、血流にも影響を及ぼします。


胃の働きが衰えてこわばってくると、体でなにが起こるか試してみましょう。

お腹をふくらませて、深呼吸を何度かしてみてください。

数回やったら、次に両手を胃のあたりに添えて呼吸してみましょう。

手の重みが邪魔をして、十分に空気が吸い込めないはずです。

このことから想像できるように、**胃の機能が低下すると、呼吸が浅くなってしまうのです。**

手で胃を圧迫していなくても、無意識のうちに胃の働きを制限していることがよくあります。

それは、姿勢の悪さによるものです。

パソコンやスマートフォンなどを日常的に使う生活では、どうしても背中を丸めがちです。

前かがみでうつむいていると、胃や気道、そして胸を押さえつけてしまい、息を吸っているつもりでも、わずかな量しかとり入れられません。

呼吸が浅いと、とり込む酸素の量が少なくなります。

体に十分な酸素が行き渡らなくなると、筋肉が酸素不足になり、血流までが悪化してしまうのです。

ストレスは血流の最大の敵

仕事が忙しくてなかなか休めない人、人間関係のプレッシャーを感じている人など、現代人でストレスを感じていない人は、ほとんどいないはずです。

ストレスを感じると、自律神経のうち交感神経が過剰に緊張します。

すると、血流が悪くなり、体温が下がってしまいます。


その理由の1つとして、交感神経が過度に緊張すると、毛細血管のまわりの筋肉が収縮して血管が硬く縮こまることが挙げられます。

毛細血管は、すべての血管の9割以上を占めていますから、ストレスが慢性化すると、絶えず血管が絞られた状態になり、血行に障害が生じます。


また、交感神経ばかりが優位になると、血液の成分の1つである白血球の「顆粒《かりゅう》球《きゅう》」という成分が増加します。

顆粒球は本来、体を細菌などの外敵から守ってくれる大切な成分です。ところが、顆粒球が必要以上に増えすぎると、使われない顆粒球が増えてしまいます。

顆粒球の寿命は2〜3日と短いのですが、死滅するときに、本来ならウイルスや細菌をやっつけるために持っている「**活性酸素**」をばらまきます。

この活性酸素は細胞を傷つけ、老化の原因となるものです。

活性酸素がばらまかれると、血液が酸化してドロドロになってしまいます。

そして血液がドロドロになると、血の巡りが悪くなり、結果的に体温も下がってしまうのです。

胃腸などの内臓の働きは、副交感神経が支配をしていますから、交感神経が優位に働き続けると消化器系の機能が衰え、ますます血液の流れが滞るようになってしまいます。

深呼吸で副交感神経をアップして視力もイキイキ

現代では、ほとんどの人が交感神経優位になっています。

再三指摘しているように、交感神経が過剰に優位になると、血管が収縮します。

ホースで水撒きしているときに、指でホースをギュッと押さえるようなものです。

通り道が狭くなるため、流れる血液の量がぐっと少なくなります。


血流を促して目の悩みを解消し、いつまでも若々しくあり続けるためには、副交感神経を活性化させることがポイントになります。


自律神経は、その名の通り、自律的に働くものですから、意識的にコントロールすることは、なかなか難しいです。

それでもいくつか、副交感神経を活性化させる方法があります。

その中でも、簡単にできて、効果的なのが「深呼吸」です。

人間は息を吐くときに、副交感神経が活性化するのです。

深呼吸をするときに意識してほしいのが、まず息を吐き切ることです。肺の中に空気が残っている状態で、一生懸命に吸い込もうとしても、すぐにいっぱいになってしまいます。

ゆっくりと口から吐き出し、肺の中を空にしてから、鼻から吸い込みましょう。

吐き出すときは口、吸い込むのは鼻からです。

鼻穴のフィルターを通すと、ホコリや細菌などが体内に入るのをブロックしてくれるからです。

また、鼻穴を通る間に、空気がある程度温められた状態で、体内にとり込むことができるというメリットもあります。

無理せず、気づいたときにやりましょう。そうすれば、いずれ習慣化します。

Part 4

いつでもどこでも
10秒エクササイズ

目のストレッチ

ストレッチで血流改善してポカポカの目を！

このパートでは、いつでも、どこでも、簡単にできるセルフケアを、目のエクササイズを中心に紹介します。

どれもこれも、仕事中でも自宅にいてリラックスしているときでも、気がついたときにサクッとできるものばかりです。

まずは基本のストレッチ

体をストレッチすると、血行が促されて、伸ばした部分が温かくなりますが、目の筋肉にも同じことが起こります。

近距離でパソコンやスマートフォンの画面を凝視しがちな目も、気づいたときにストレッチすると筋肉がほぐれ、血流が促されてポカポカと温まります。

そこで、まずは基本のストレッチからはじめましょう。

＊ストレッチはすべてメガネやコンタクトレンズをつけたままでＯＫです。

1）「グーパーまばたき」まずは軽くウォームアップ

「目が疲れたな」

と感じたら、真っ先に試してもらいたいのが、このストレッチです。

目のまわりの筋肉全体を刺激してほぐし、目を温めるウォームアップになります。

「グーパーまばたき」は1日に何回やっても構いません。

繰り返すことで、目のまわりの血行がよくなれば、静脈のうっ血が原因のクマの解消にもなります。涙の分泌と回収も促すので、ドライアイの解消にもつながります。

グーパーまばたき

1. 目をギュッとつぶります。

このとき、両目の眼球を鼻にギュッと寄せてより目をつくるといいでしょう。

2. 2秒つぶったら、次に目をパッと大きく開きます。

正面を見て、眉毛を持ち上げた状態で2秒キープ。

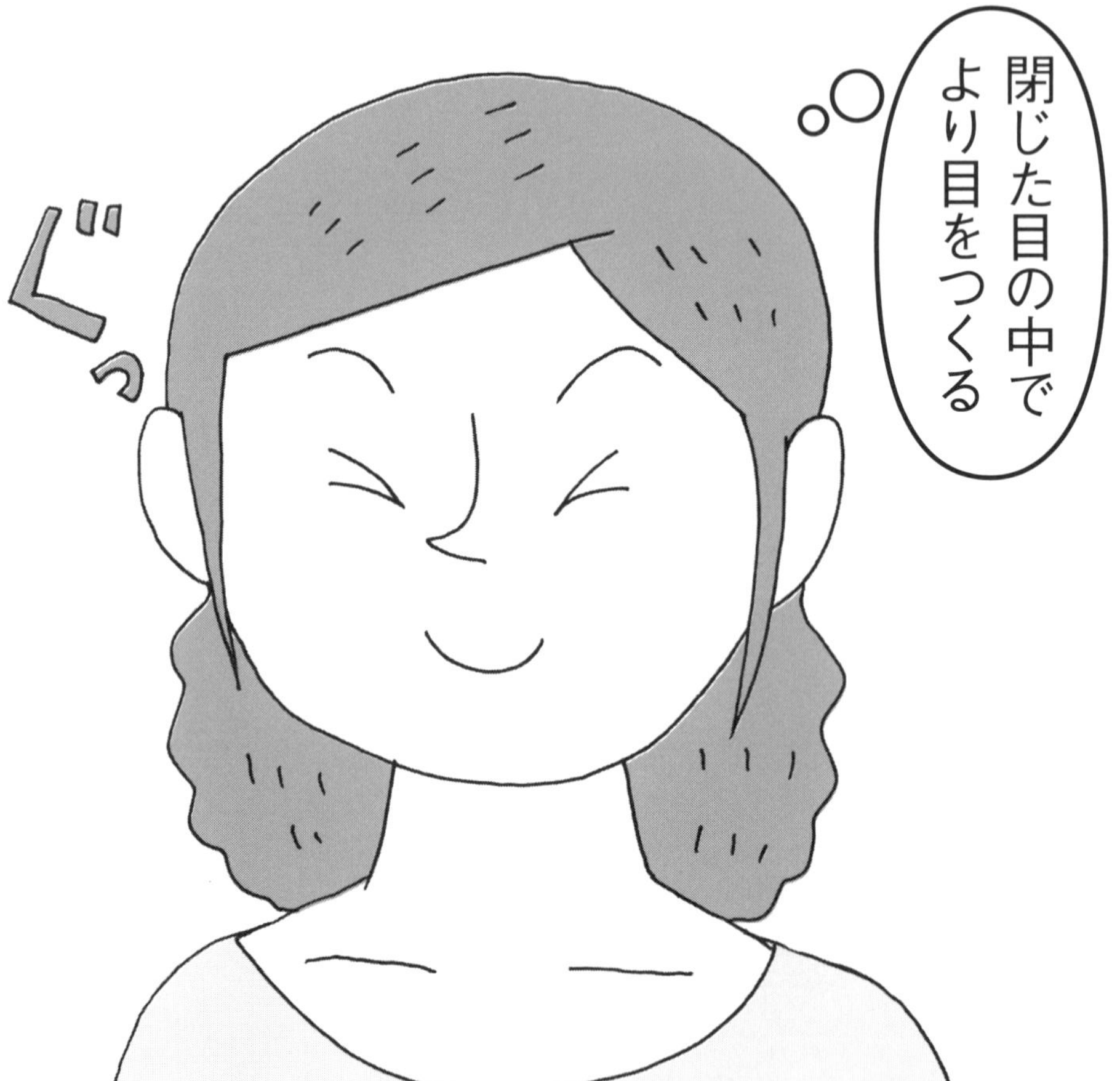

2）「遠近トレーニング」内眼筋（主に毛様体筋）のストレッチ

目のピントを合わせる毛様体筋は、近くを見るときにギュッと収縮し、遠くを見るときには緩みます。

私たちの日常生活では、パソコンやスマートフォンの画面など、近くを見つめることばかりで、毛様体筋は縮こまっています。

そこでふと気がついたときに遠くと近くに、交互にピントを合わせて、硬くなった毛様体筋をストレッチ。優しくほぐして、柔らかくしなやかな筋肉をつくります。

3）「親指段階スライド」「8点ぐるぐる体操」外眼筋（上直筋、内直筋、下直筋、外直筋、上斜筋、下斜筋）のストレッチ

目の奥から、滑車のように目の位置を支えているのが、6本の「外眼筋」です。目をぐるぐるまわしたり、より目にしたりと、眼球の位置を変えるときに使われます。

遠近トレーニング

1. 片手を前にまっすぐ伸ばし、親指を立てます。

2. 親指から一直線で見える位置、3メートルくらい先に目標物を決めます。

3. 親指の爪と対象物を1秒ずつ交互にしっかり見ます。

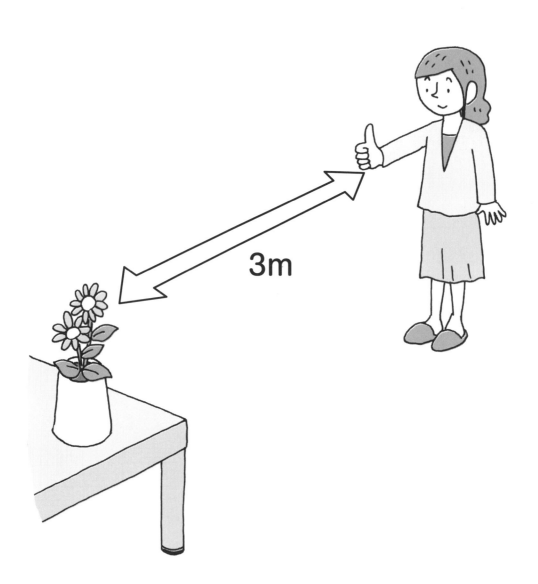

外眼筋も、範囲の狭いディスプレイ画面を集中して見ていると、動かすことが少なくなり、こわばってきます。

そこで、「親指段階スライド」「8点ぐるぐる体操」の2つのストレッチです。「親指段階スライド」「8点ぐるぐる体操」は、目をより目にするのと、外側にまわすのと、正反対の動きがセットになっており、両方やることでバランスよく筋肉をストレッチすることができます。

できれば、どちらか片方だけでなく、両方をセットでやってみてください。

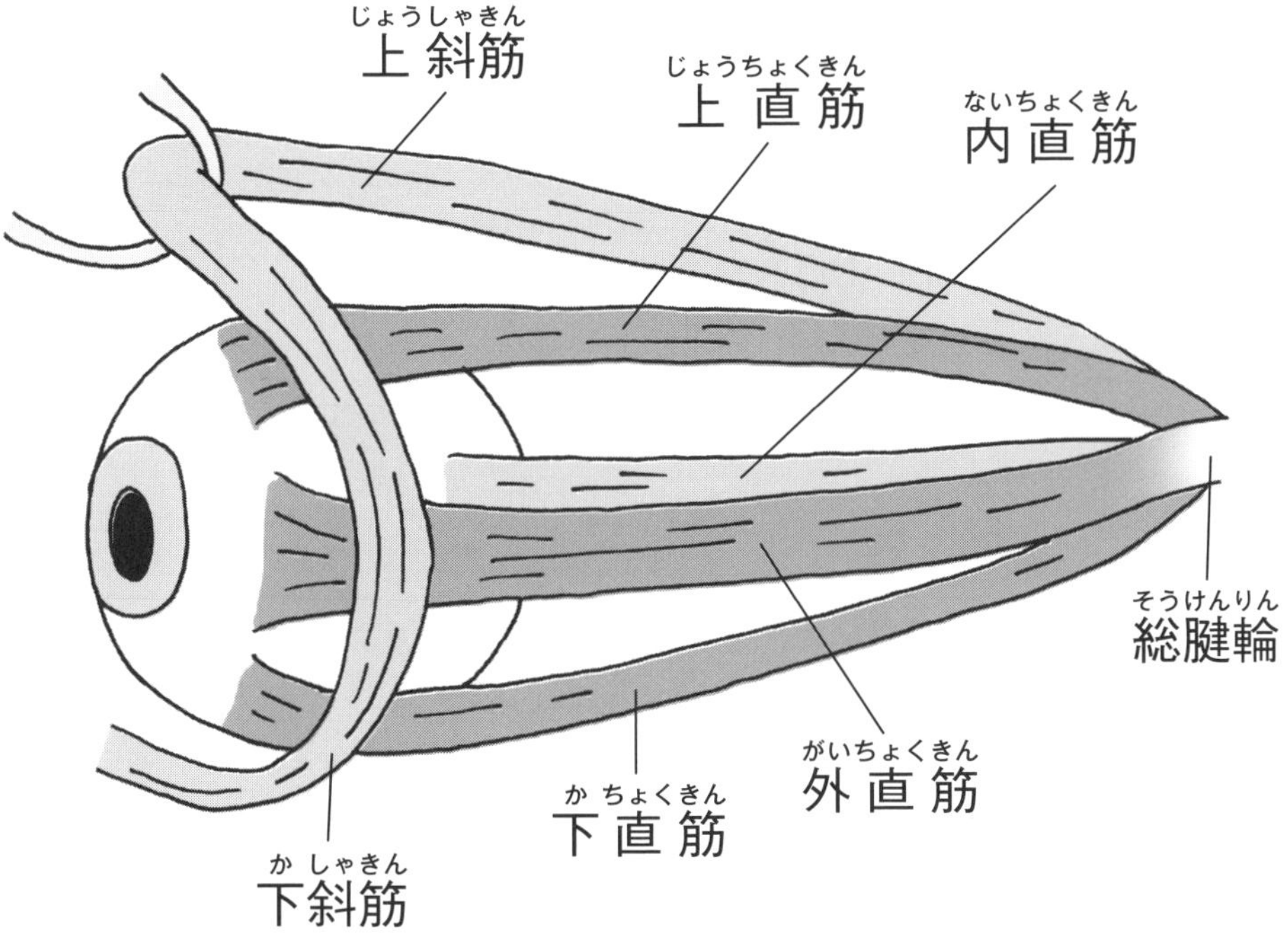

目をいろいろな方向に動かす筋肉「外眼筋」

親指段階スライド

1. 片手を前に伸ばし、親指を立てて、爪の位置が目と目の間の延長線上にくるようにします。そこで、親指の爪を１秒凝視します。
2. 次に、腕を伸ばしきった半分の位置で親指を止めて、１秒凝視します。
3. 最後に、顔にできるだけ近い位置の目と目の間に、片手の親指を立ててより目にして、1秒見つめます。

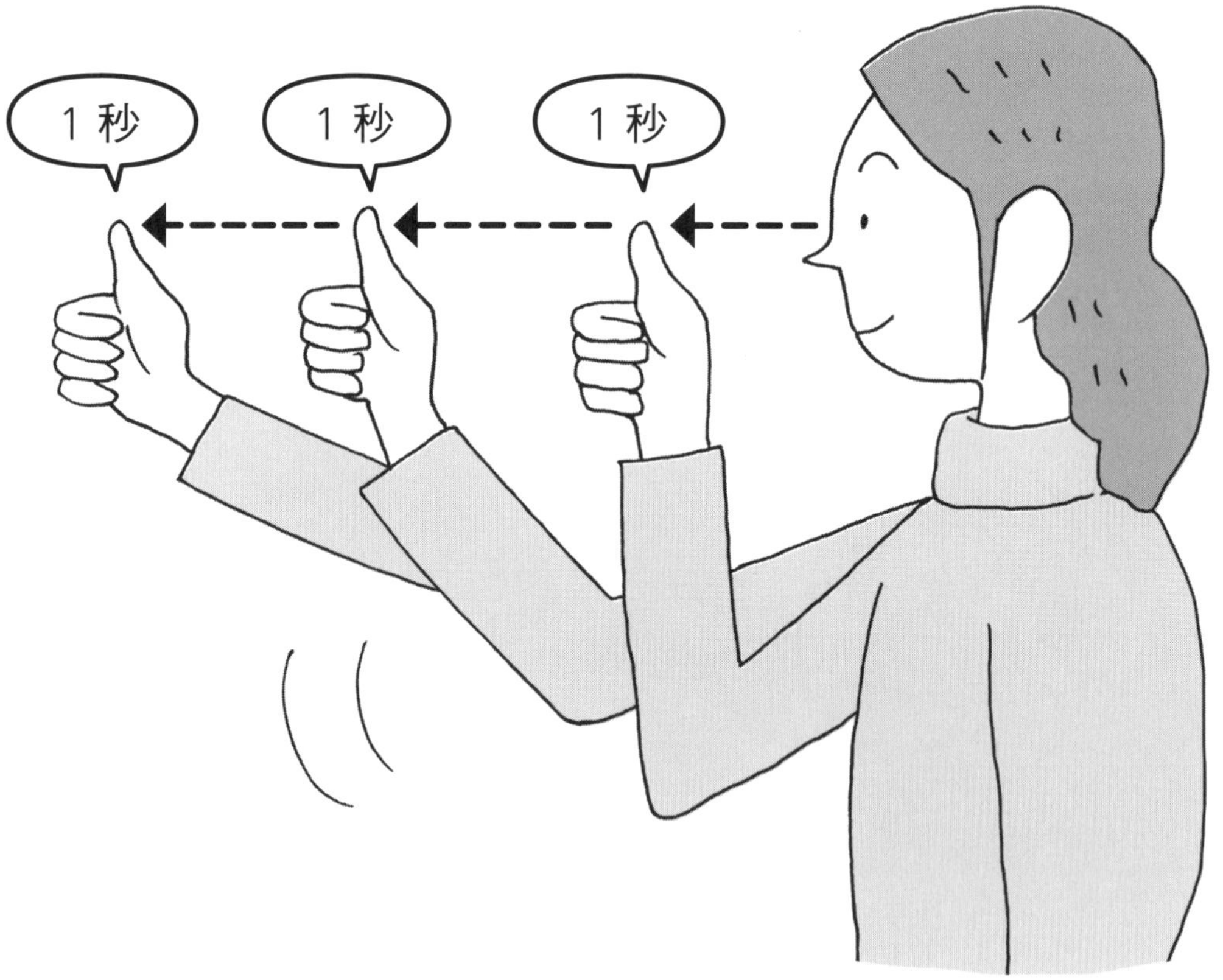

8点ぐるぐる体操

1. 顔をまっすぐ前に向け、目だけで真上を見て1秒キープします。

2. 同じように、1秒ずつ、斜め左上→左横→斜め左下→下→斜め右下→右横→斜め右上→上を見て、目をぐるりと1周させます。

3. 終わったら、次は、上→右斜め上→右横→斜め右下→下→斜め左下→左横→斜め左上→上、と反対にまわします。

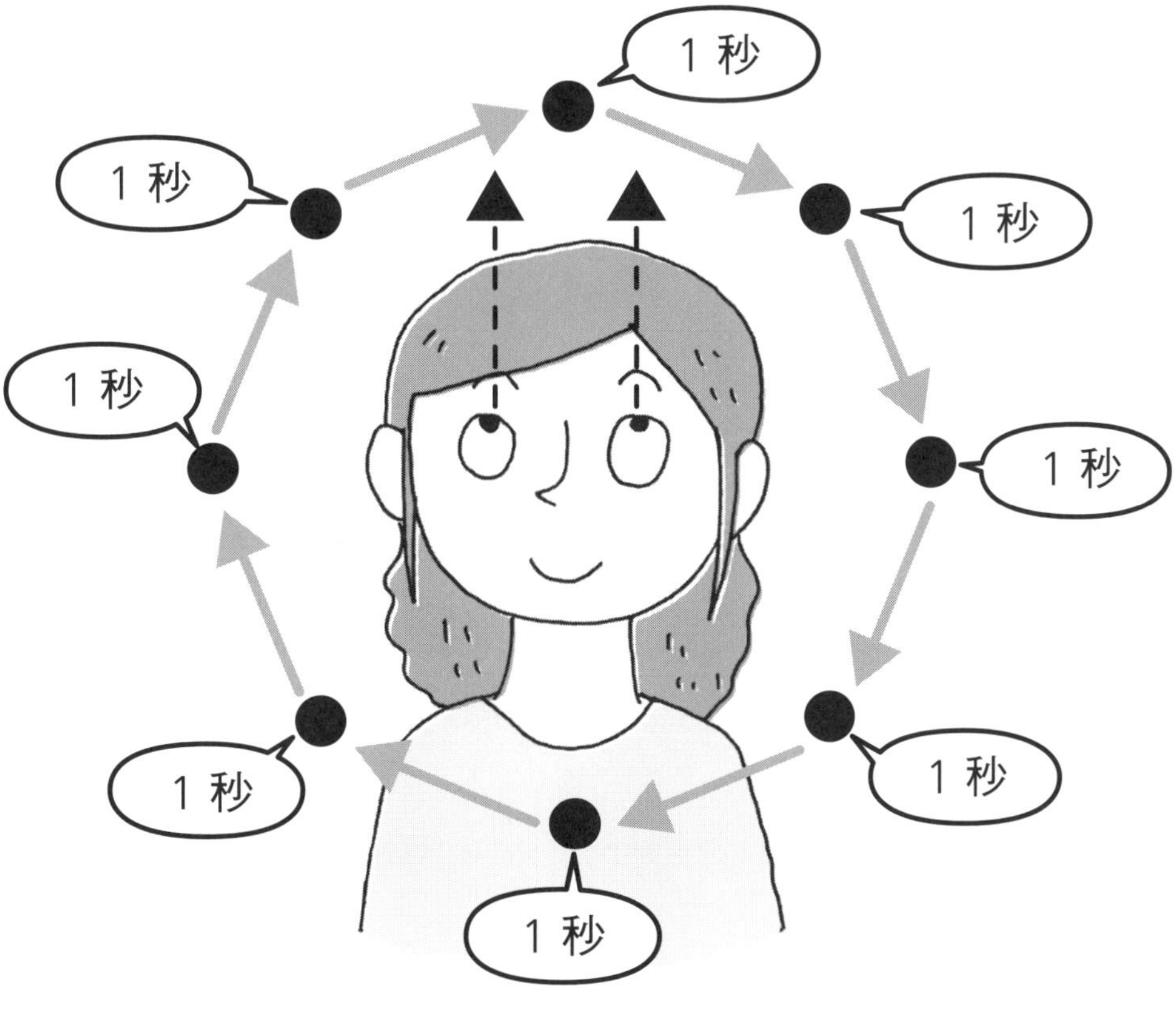

ストレッチのバリエーションを増やそう

基本のストレッチに慣れてきたら、違うストレッチも試してみましょう。曜日ごとでもよいですし、通勤電車のなかや外出時でもよいでしょう。皆さんの生活スタイルに応じて、楽しみながらいろいろと試してみてください。

内眼筋（主に毛様体筋）のストレッチ

- 親指スライド
- ひらがな探し
- 数字探し
- 親指うず巻きエクササイズ
- 8の字らせんトレース
- ぐるぐる迷路トレース
- ギザギザ直線トレース

親指スライド

1. 顔の前に親指を立て、爪を目の高さに合わせます。
2. できるだけ顔に近づけてより目をつくったら、見つめたまま1秒で遠ざけます。
3. 爪を見つめたまま、3秒かけて元の位置まで戻します。

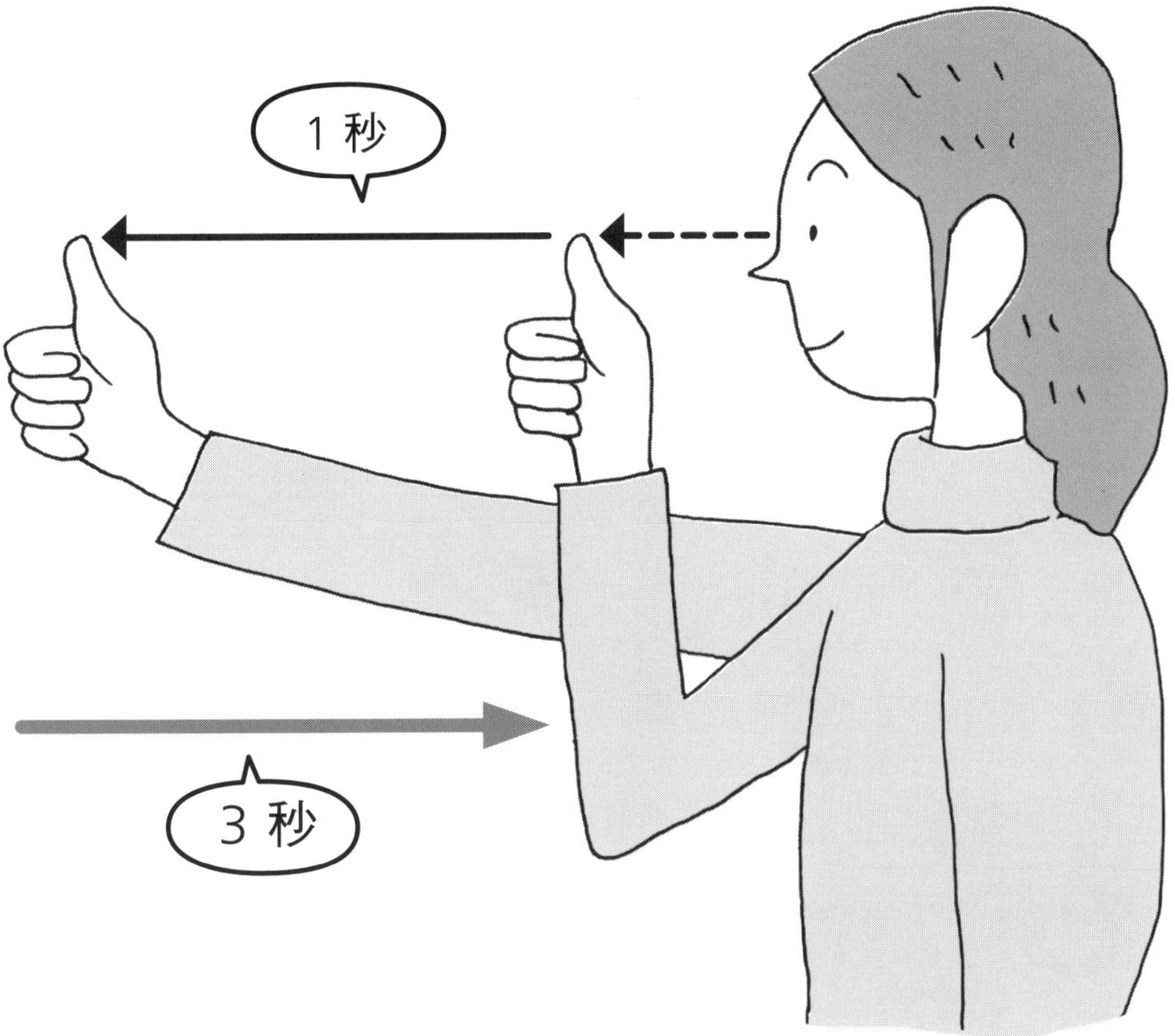

ひらがな探し

1. 顔を動かさずに目だけを動かして、50音順に文字を追いましょう。

＊家族や友達の名前、「ほっかいどう」などの地名、そのほか3～6文字で思い浮かんだ言葉を3つ決めて、探し出すのもいいでしょう。

あ　お　そ　え　け
さ　し　い　く
ぬ　す　せ
た　か
ろ　て　ね
な　ま　に
へ　き　み　の
ひ　ち
め　は　こ　む　ふ
ゆ
も　ら　ほ　や　よ
わ　り　ん
と　つ　う
を　る
れ

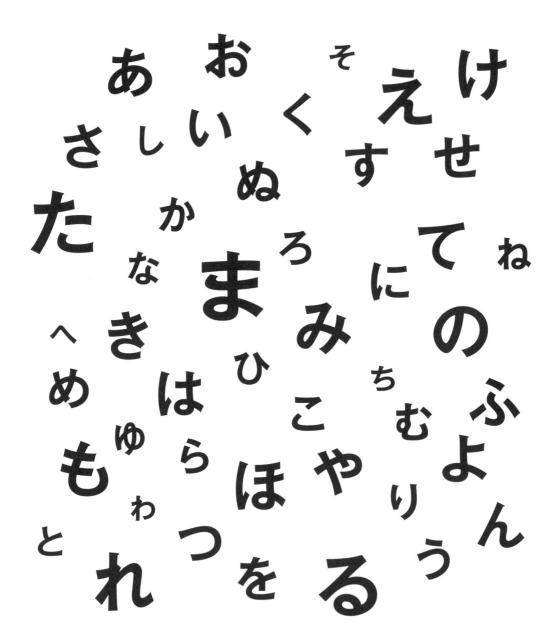

数字探し

1. 目だけで数字を追いかけ、1～30まで順に指先でタッチします。

＊慣れてきたら電話番号や郵便番号などの数字を探すのもいいでしょう。

6　7　15　27

11　28　8　5

17　19　24

3　25

23　14　1　30

10

16　13

22　29

26　9

18　12　20

2

4　21

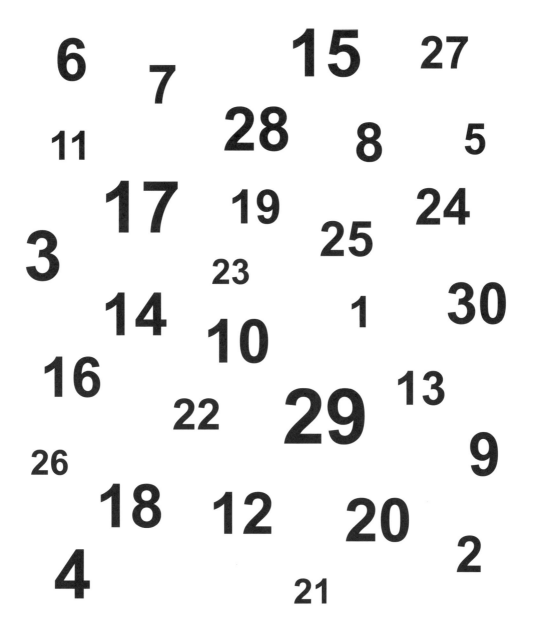

親指うず巻きエクササイズ

1. 片手を前に突き出し、親指の爪を見つめます。
2. 顔よりも大きな円を描きながら手を顔に近づけます（このとき目は親指の爪を追いかけます）。
3. 目と目の間に親指の爪がきたら、反対まわりの円を描いて手を少しずつ遠ざけます。

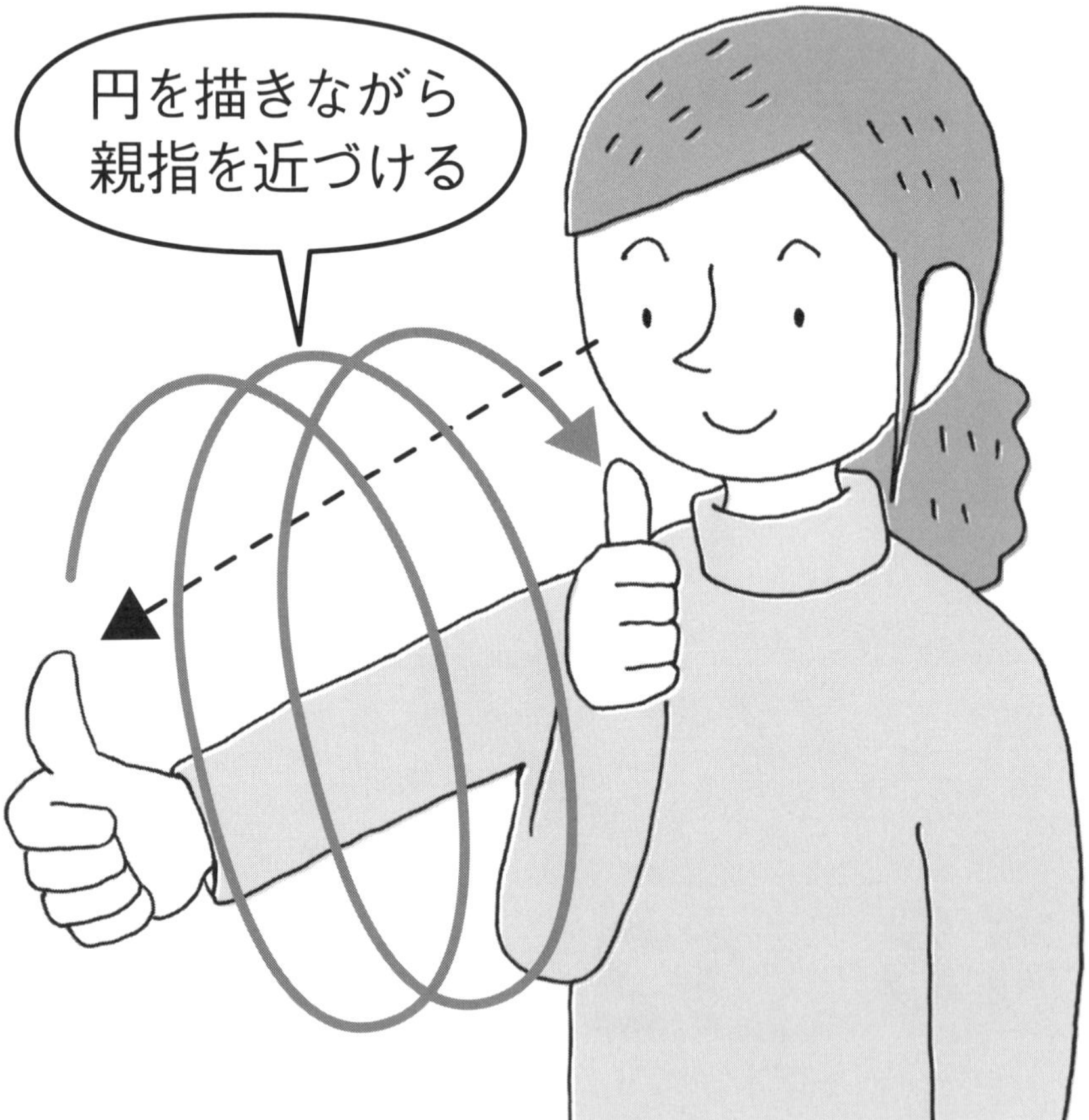

8の字らせんトレース

1. 目から20㎝くらい離し、顔を動かさず目だけで8の字のらせんを追いかけます。
2. ゴールに着いたら、反対にスタートまで戻ります。

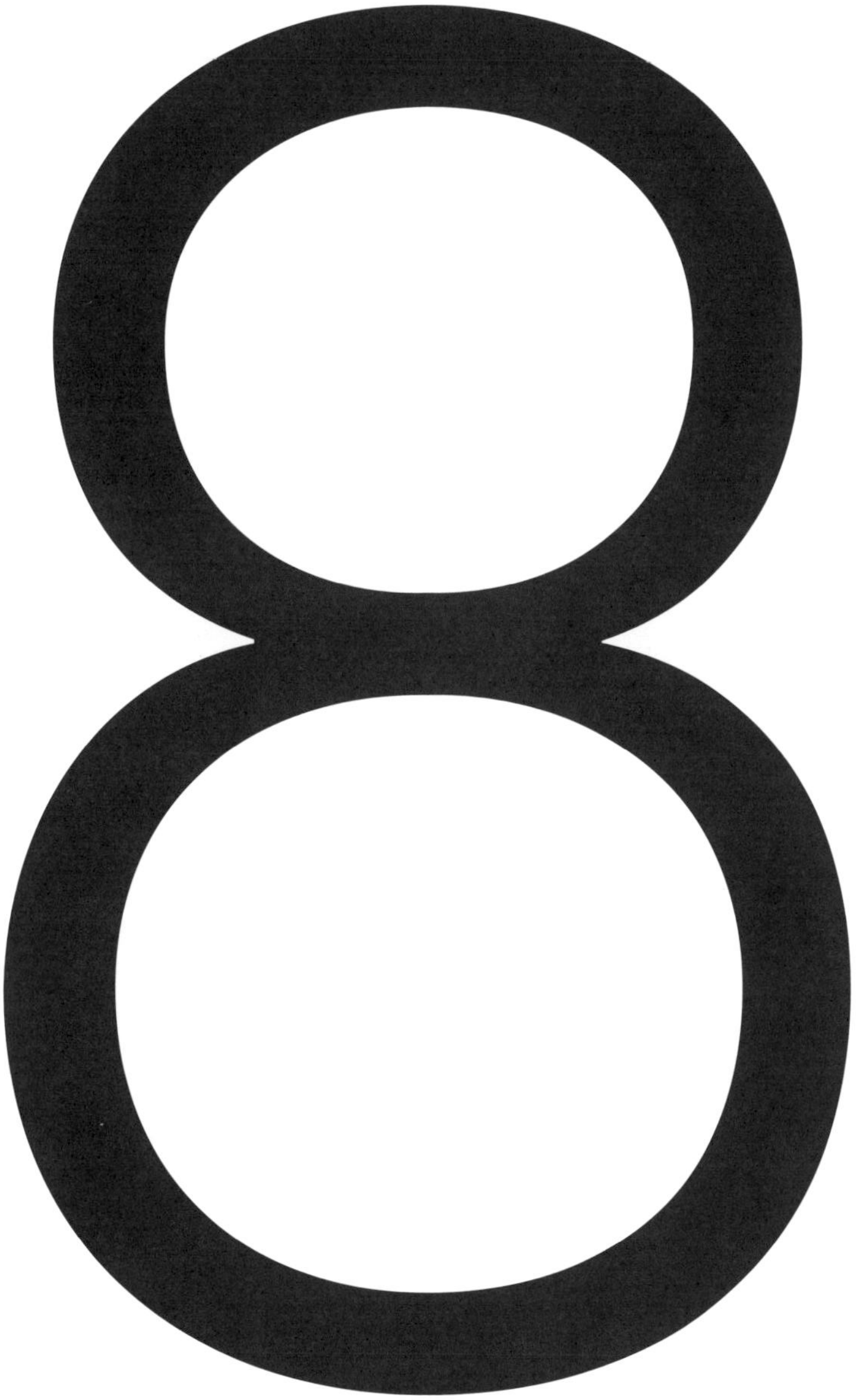

ぐるぐる迷路トレース

1. スタートからゴールまで、目だけでトレースします。

2. ゴールに着いたら、今度は反対にスタートまで戻りましょう。

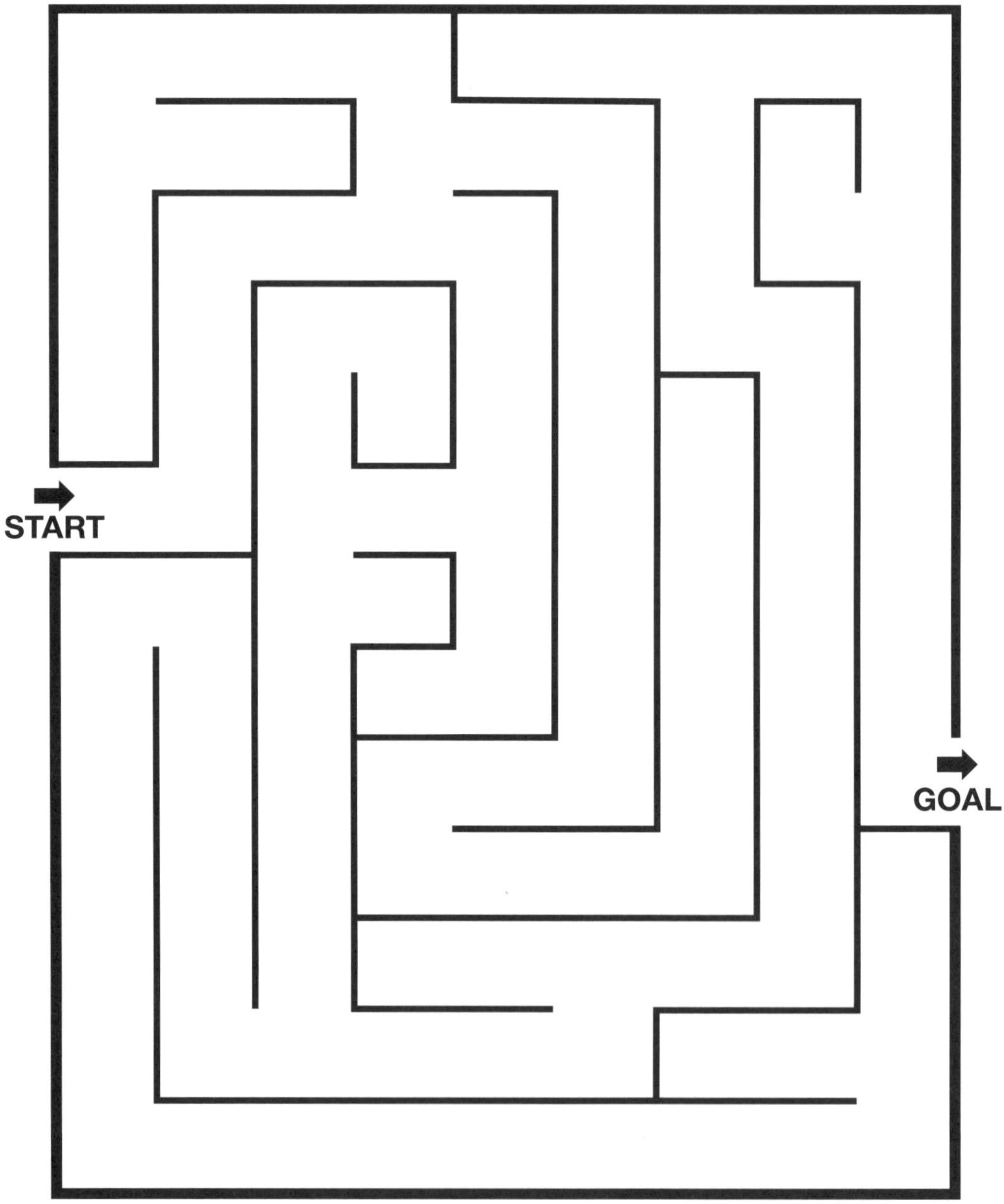

ギザギザ直線トレース

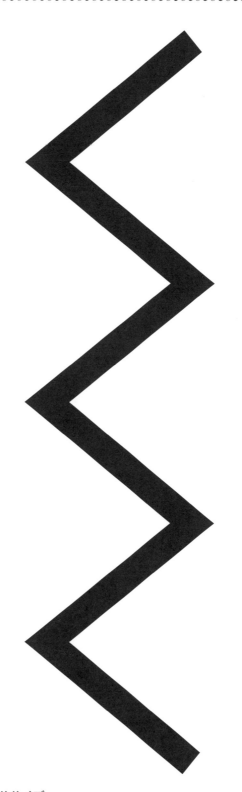

1. 顔を動かさず、目だけでスタートから線をたどります。

2. ゴールに着いたら、折り返してスタートまで戻りましょう。

いつでもどこでもできる簡単ツボ押し

ツボは、東洋医学で、特定の内臓や体の部位に連動するエネルギーの通り道である「経絡《けいらく》」の要所にあるポイントとされています。ツボを押して、ポイントを刺激することで、エネルギーを調整していると考えられているのです。

最近の研究では、ツボは神経が集まる場所であり、ツボを刺激すると神経の流れが改善されて、体の機能が回復するともいわれています。

ここでは、目に効果がある代表的なツボを紹介しましょう。

ツボを押すのは、1度に1～2秒、回数は2、3回で構いません。

一度に何度も、長く押すよりも、目の疲れを感じたときに小まめに押しましょう。

押す強さは〝痛気持ちいい〟のが目安です。

「痛ければ痛いほど効果がある」ということはありません。

どうにもならない目の疲れを即効回復！　目まわりのツボ

晴明《せいめい》

目頭の少し上、やや鼻よりにあるくぼみにあるツボです。

両手の親指を使い、鼻に向かって押し上げるようにするといいでしょう。

疲れ目をスッキリ解消して、視界をクリアにしてくれます。

瞳子髎《どうしりょう》

目尻から指1本分、耳の方に寄ったところ、骨のキワにあるツボです。

両手の中指で、骨のキワを刺激しましょう。

目まわりの筋肉をほぐし、眼精疲労をやわらげ、目の奥の痛みや頭痛を改善してくれます。また、目尻のシワにも効果を発揮します。

太陽《たいよう》

こめかみから、目尻に向かったところにある、くぼみにあるツボです。両手の中指の腹を使い、頭の中心に向かって押しましょう

自律神経を刺激して目の働きを高めます。

疲れ目やかすみ目を解消して、集中力を高めてくれます。

目の疲れと、目以外の不調もまとめて改善！　顔まわりのツボ

攅竹《さんちく》

眉毛のつけ根の骨のくぼみにあるツボです。

両手の親指を使い、頭の中心に向かって押し上げましょう。

目の働きを高め、まぶたのむくみなども解消します。

また、手足の緊張を改善するほか、免疫機能もアップして、自然治癒力を高めます。

承泣《しょうきゅう》

瞳がある位置からまっすぐ下にたどり、目のくぼみの骨のキワにあるツボです。

両手の人差し指を骨にひっかけ、前に押し出すように刺激します。

目のかゆみ、涙目、充血などの花粉症の症状に効果的です。

また、肝臓や腸の疲れをやわらげる働きもあります。

顴髎《けんりょう》

頬骨の一番下の角にあるツボです。

両手の人差し指の腹を使い、骨のキワを押し上げるように刺激しましょう。

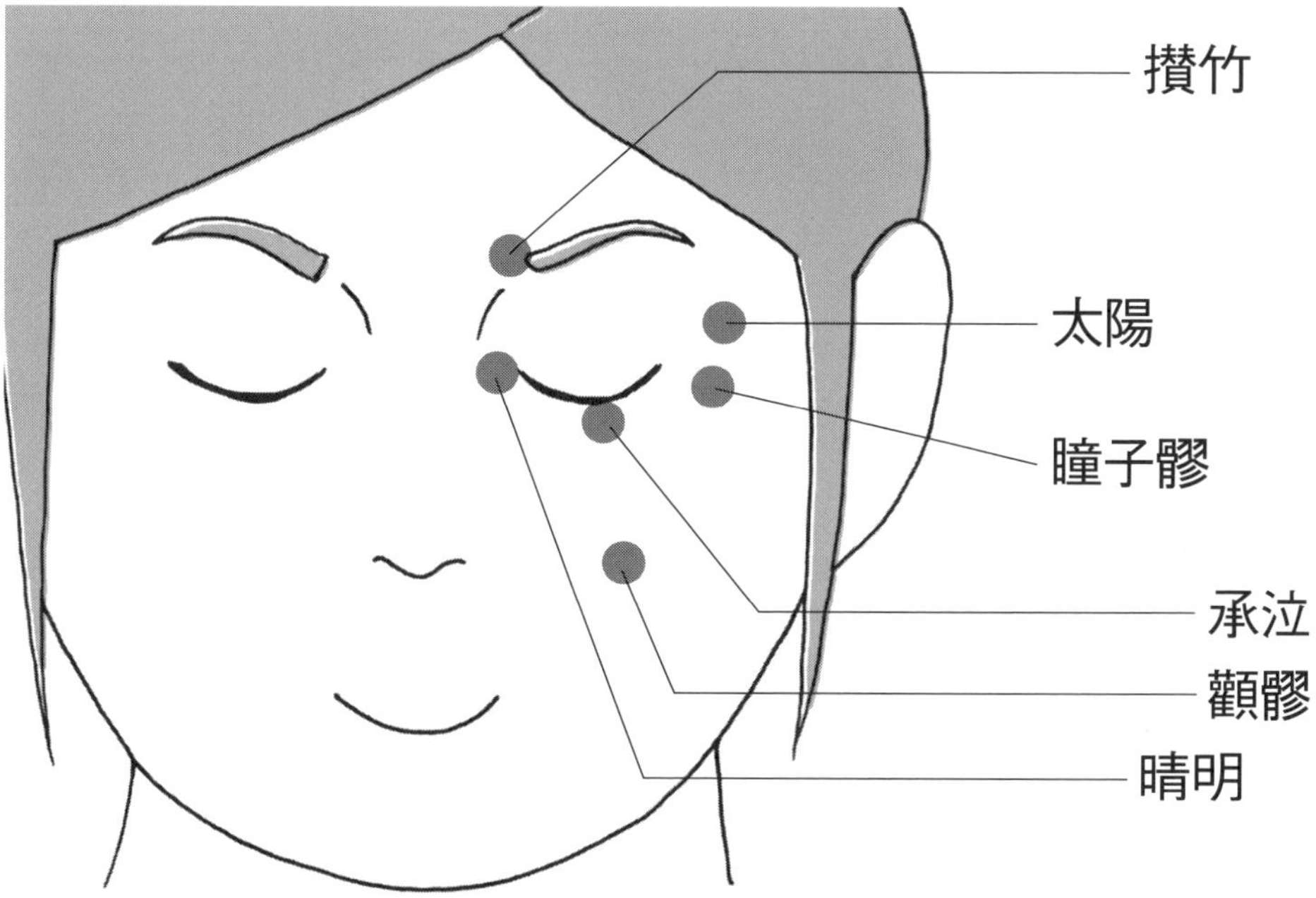

目の疲れを解消する目まわりのツボ

顔や目の血流を促し、眼精疲労をやわらげ、目の黄ばみを解消してくれます。目元や額、頬のシワの予防、シミの改善効果もあります。

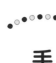

手が届く範囲で目と全身を活性化！　手や首のツボ

翳風《えいふう》

耳たぶのすぐ裏側、あごの骨との境目のくぼんだ部分にあるツボです。両手の人差し指で、顔に向かって押し込むように刺激します。目の神経を覚醒させ、視界をクリアにします。エネルギーの循環を促して、全身を活性化させます。

労宮《ろうきゅう》

手のひらを自分に向け、中指の骨を下にたどり、くぼみに当たったらその薬指側にあるツボです。

親指を使い、指先に向かって押し上げるといいでしょう。

自律神経のバランスを整え、落ち込みやイライラなど心の疲れを癒やします。

気持ちを落ち着かせ、内臓の働きや血液の循環を高めます。

風池《ふうち》

首の後ろ、髪の毛の生え際あたりのくぼみにあるツボです。両手の親指を使い、頭頂に向かって押し上げます。

目と脳の血流を促し、集中力を高めます。

また、風邪のさまざまな症状を緩和する効果もあります。

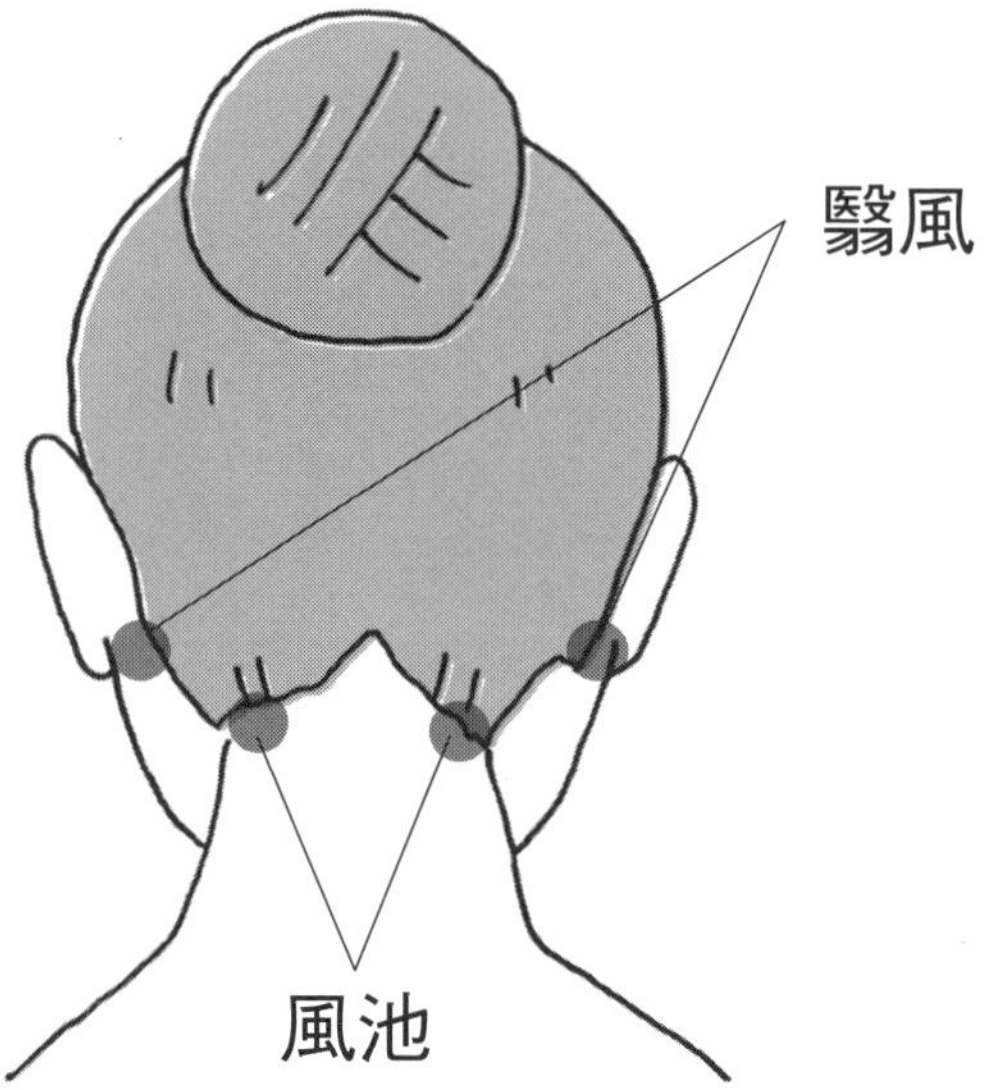

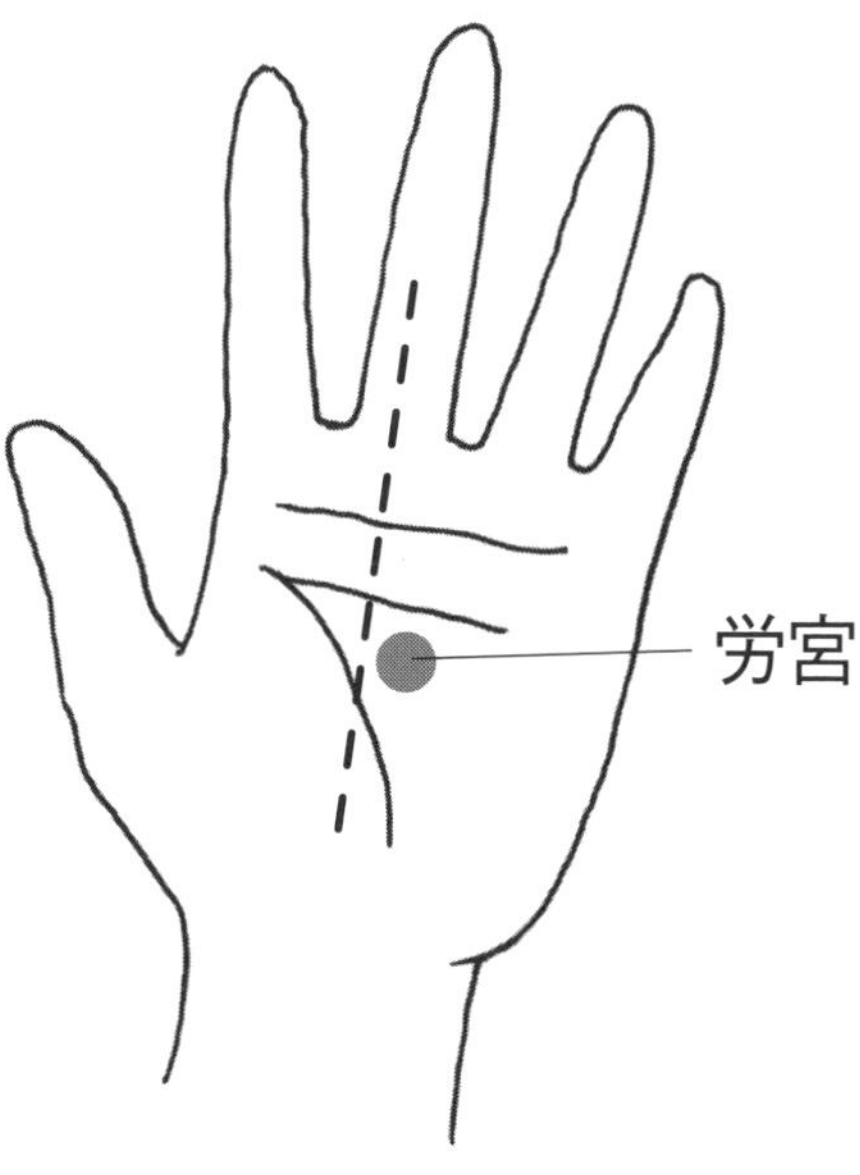

首をほぐして目の血流をグンとアップ！

パソコンやスマートフォンなどを長時間使用したり、机に向かったり、細かい作業をしたりと、私たちはどうしても首を前に突き出す姿勢になりがちです。すると、大人なら平均で5キロもある頭を支える首の筋肉は、過剰に緊張してしまいます。

首は、心臓から目と脳につながる血管が通っている、重要な部分です。首がこり固まってしまうと血流が悪くなり、目と脳に届くはずの血液が不足してしまいます。

また、脳から出て首や胸を通り、お腹まで達している「**迷走神経**」は、ほぼすべての内臓を支配する重要な神経です。

副交感神経は、この迷走神経が大部分を占めているのです。

そのため、首がこると副交感神経の働きが鈍くなり、さらに血液の流れが滞ります。ここで紹介するマッサージとストレッチで首のこりを解消し、目と脳に新鮮な血液をどんどん送り込みましょう。

首のウォーミングアップ「ホットネックタオル」

ストレッチをする前にホットタオルで首を温めておくと、より効果的です。

首と目に血液を送り込む「耳ひっぱり」

目や顔、そして頭皮や首の筋肉ともつながりあい、隣り合っているのが耳です。その耳を優しく引っ張ることで、こわばった筋肉を伸ばし、血流を促します。耳には、全身の２００あまりのツボが集中しています。耳全体をまんべんなくもみほぐすことで、全身の血流も促します。

◎鎖骨の下をほぐす「鎖骨マッサージ」

首が前に傾きがちだと、鎖骨の下がこってきますから、やさしくほぐしてあげましょう。

◎首の後ろの筋肉をほぐす「胸鎖乳突筋《きょうさにゅうとつきん》マッサージ」

耳の下から、胸骨と鎖骨までつながり、首を斜めに通っているのが「胸鎖乳突筋」です。顔を左右どちらか横に向けると、浮き出す筋肉がそれです。

首の後ろがこり固まっている人は、必ずこの筋肉も同時にこわばっています。

胸鎖乳突筋をほぐすことで、首の後ろの筋肉を緩めることができます。

◎首の横をほぐす「首横ストレッチ」

首の後ろに加えて、首の横も優しくほぐしてあげましょう。

ホットネックタオル

1. ハンドタオルくらいの大きさのタオルを使いましょう。（水に濡らして固く絞ります）

2. 電子レンジで温めます。

＊機種やワット数などにより温め時間は調整してください（500ワットであれば１分ほど）。

3. 首の後ろから肩にかけて、タオルを当てて温めます。

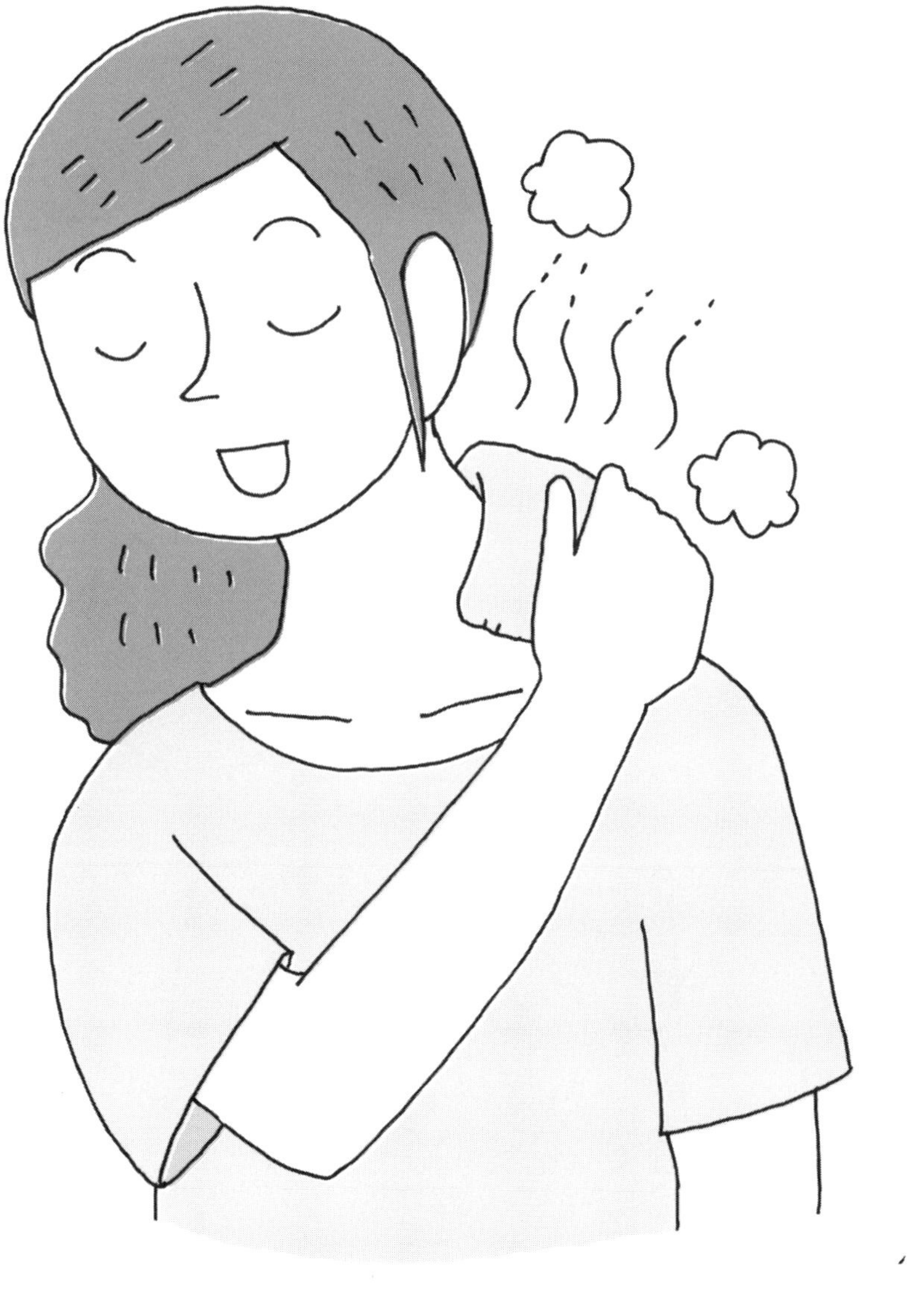

耳ひっぱり

1. 力を入れすぎずに、耳たぶを下に5回引っ張ります。
2. 次は、親指と人差し指で耳の中央をつまみ、顔からそっと離すように横に5回、引っ張ります。
3. 最後に耳の上部を斜め上に5回、引っ張ります。

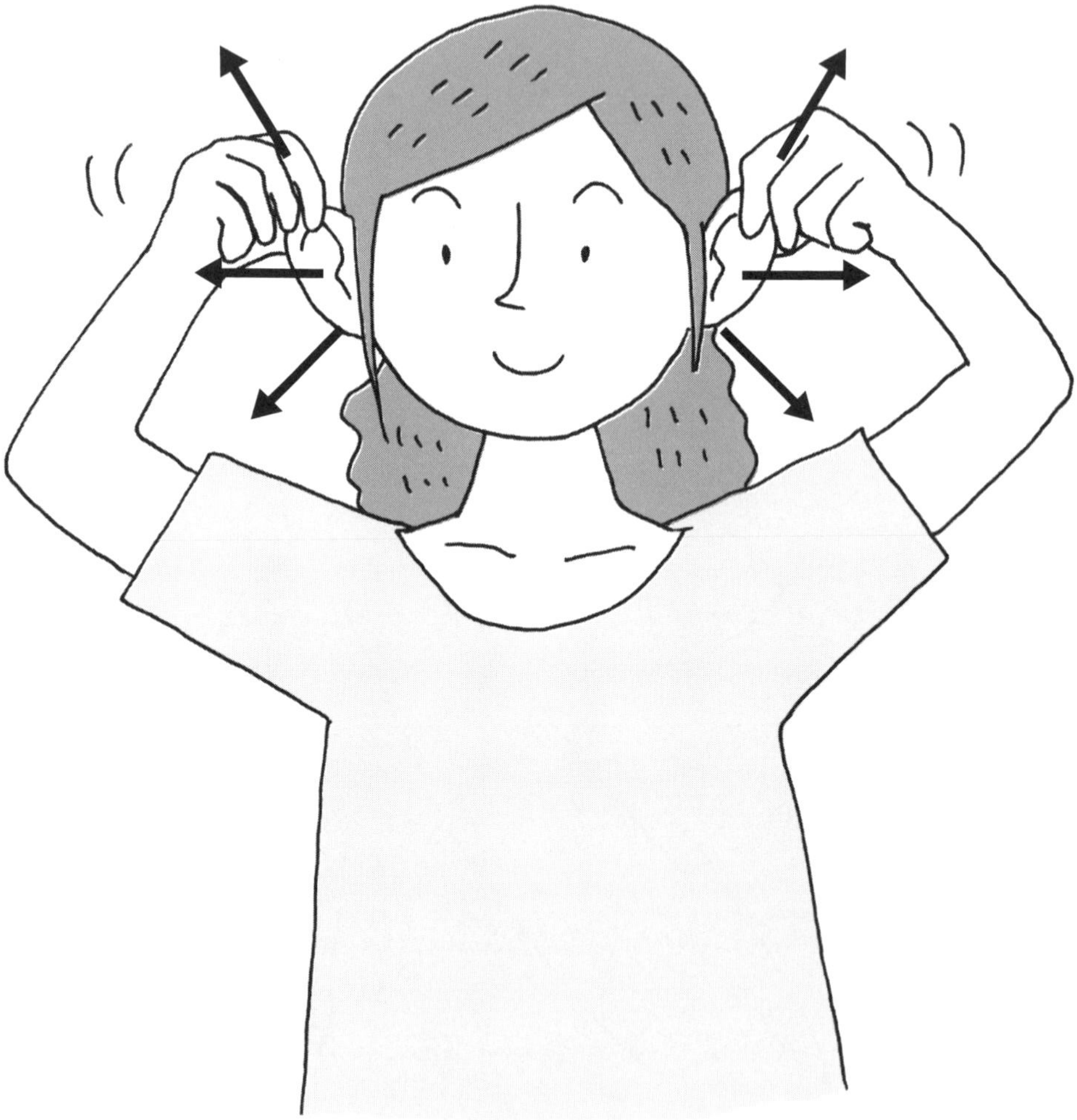

鎖骨マッサージ

1. 右手の指の腹で、左の鎖骨のすぐ下をもみほぐします。

2. 次に左手の指の腹で、右の鎖骨のすぐ下を同じようにもみほぐしましょう。

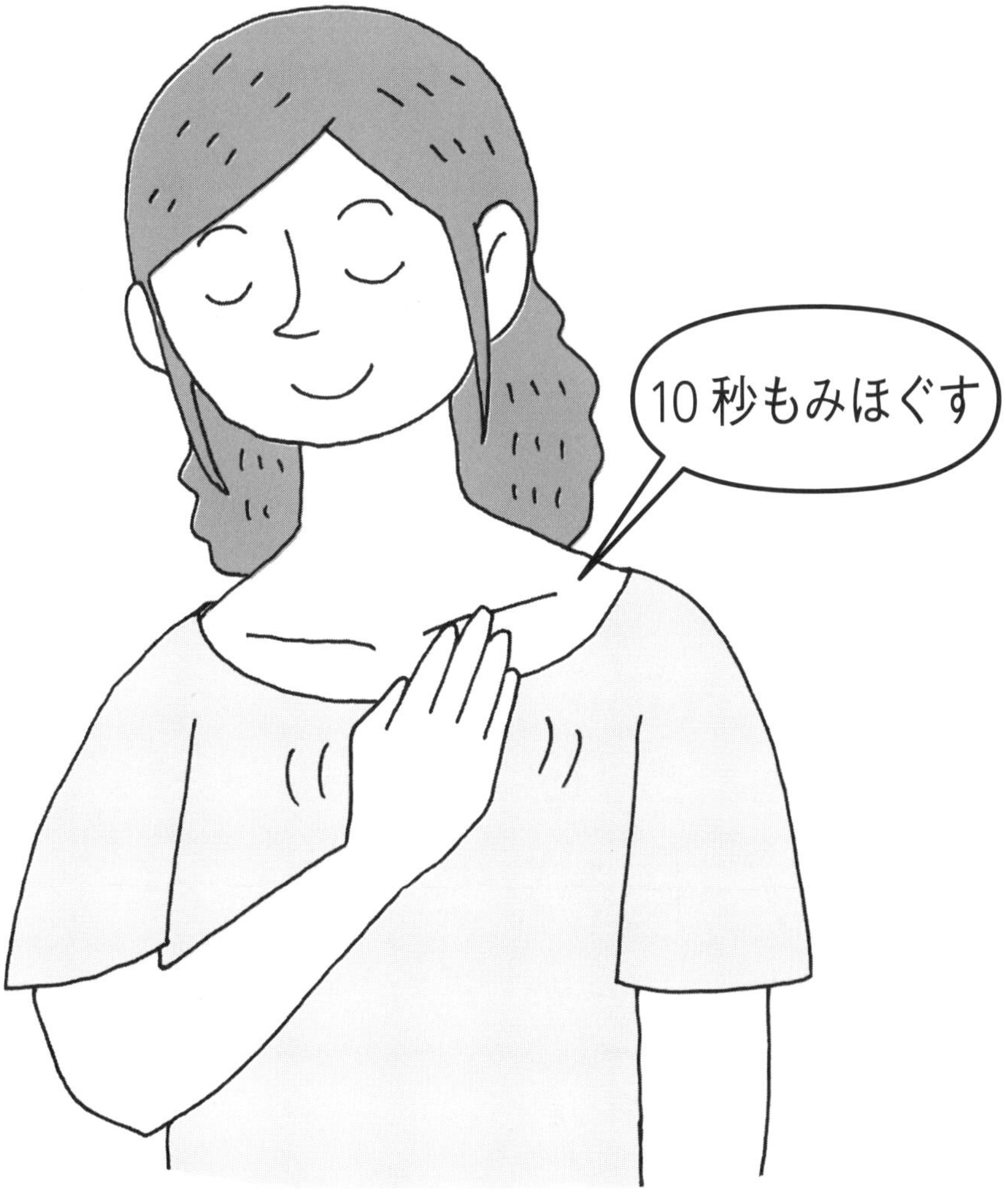

胸鎖乳突筋マッサージ

1. 首を左右どちらかに向けて、浮き出した胸鎖乳突筋を、親指の腹を使って、下から上に押しながらマッサージ。
2. 反対側も同じようにマッサージしましょう。

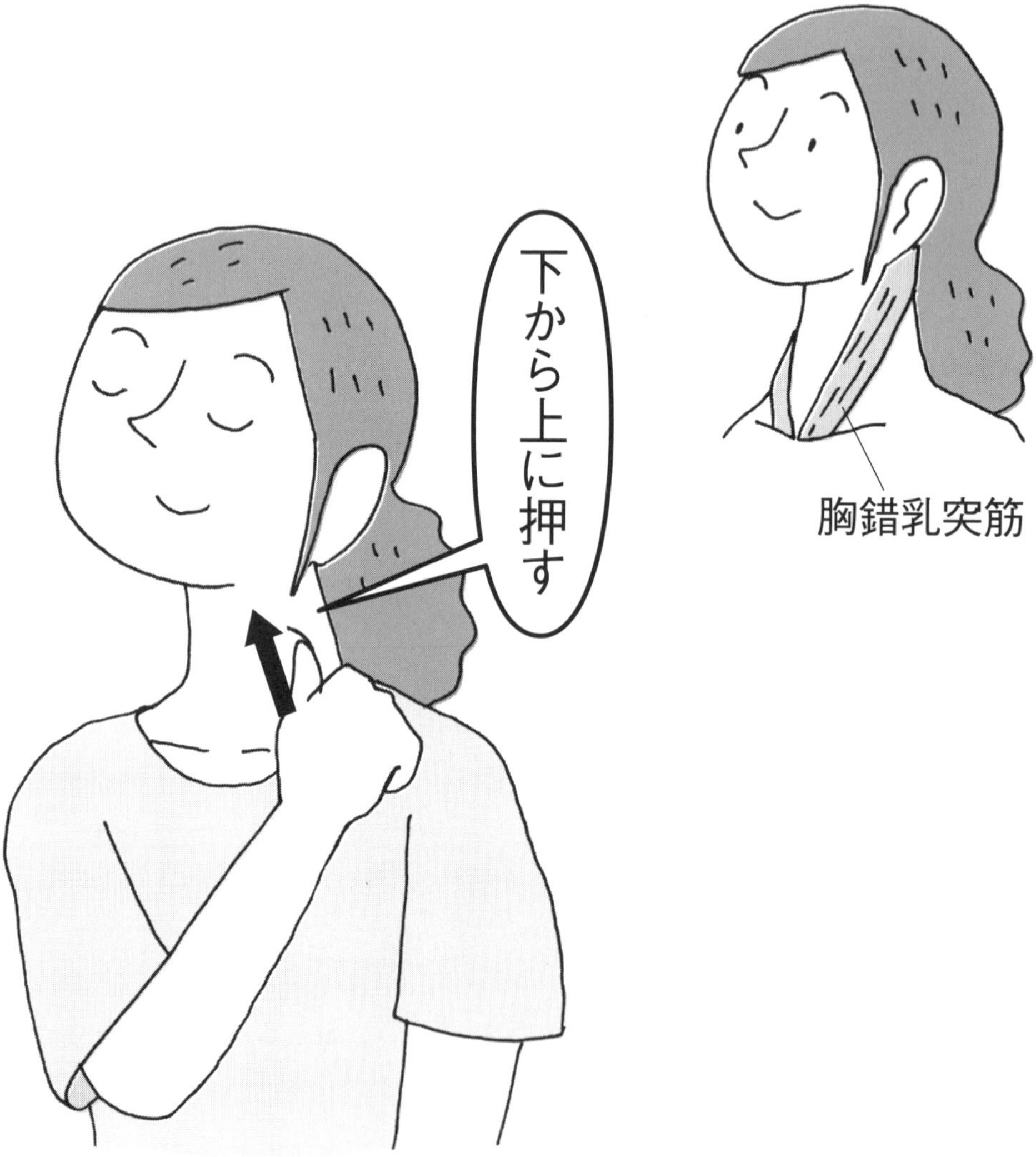

首横ストレッチ

1. 両手を背中にまわし、左手で右腕をつかみます。
2. 右腕全体を下に引き下げるようにしながら、首を左横に倒します。
3. 5秒たったら、首を元に戻し、腕はそのままで左の真横を向きます。
4. 5秒ストレッチしたら元に戻します。
5. 次は、反対の手、右手で左腕のひじをつかみ、首を右横に倒して5秒、元に戻して右の真横を向いて5秒ストレッチしましょう。

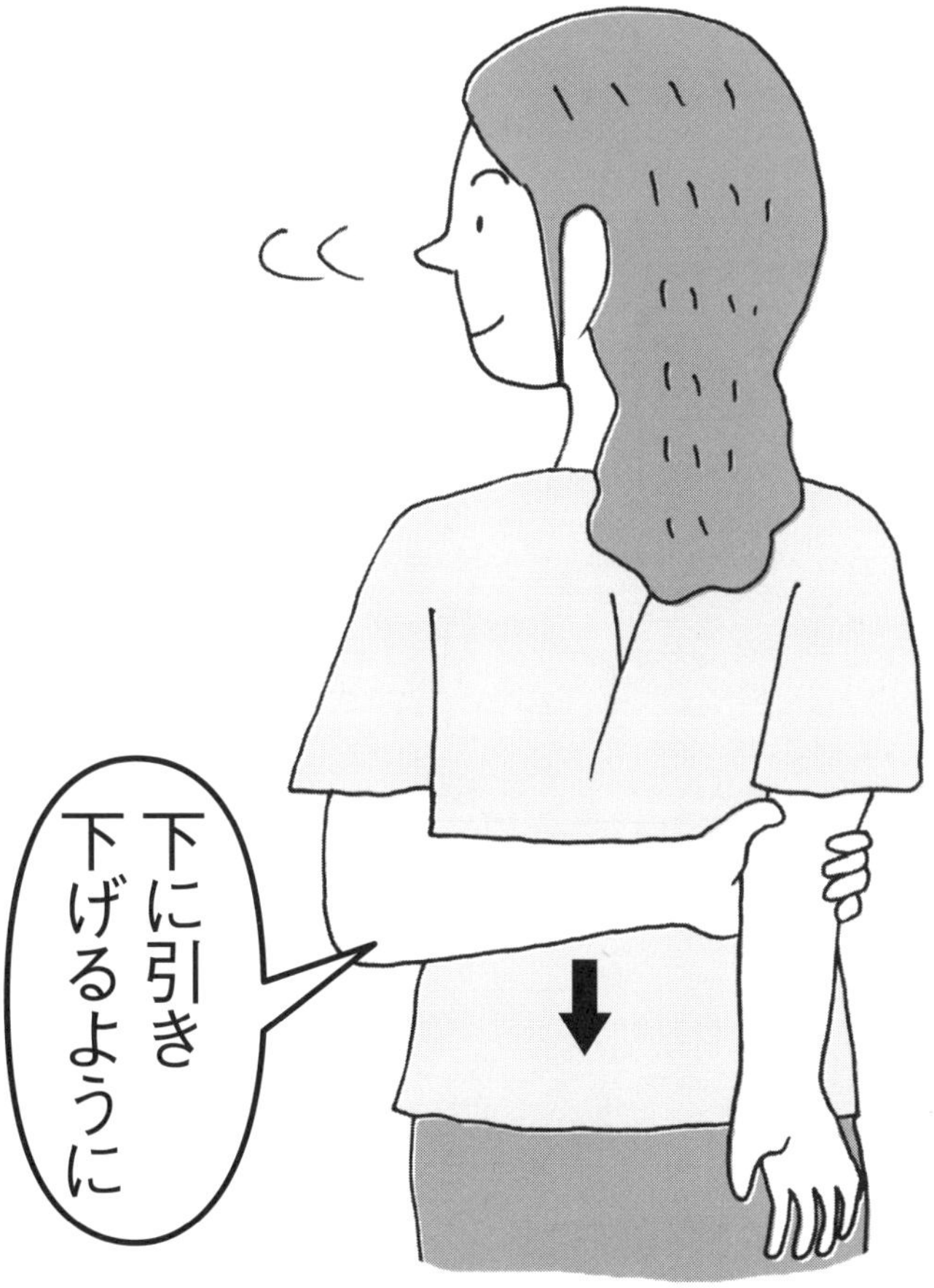

肩、背中のこりもストレッチで解消

首と肩、背中は、「僧帽筋《そうぼうきん》」という大きな筋肉でつながっています。

そのため、首がこると、肩、背中もこわばってしまいます。

ここでは、肩、背中のこりをほぐして、連動する首のこわばりを解消するストレッチを紹介しましょう。

背中と肩をほぐす「肩甲骨まわし」

首の「胸鎖乳突筋」は鎖骨についているため、鎖骨を動かすことでほぐれます。同時に肩甲骨もまわして、背中と肩もほぐします。

こりも一気に解消する「肩甲骨ストレッチ」

肩甲骨の動きをイメージしながら、そのまわりの筋肉をほぐしましょう。

僧帽筋の下部を鍛える「肩甲骨アップダウン」

首や肩にある僧帽筋の上部が縮こまって起こるのが、首こり、肩こりです。

そのとき、僧帽筋の下部は引っ張られて伸びた状態になっています。

そこで、僧帽筋の下部を鍛えることにより、僧帽筋の上部が硬く収縮するのを予防します。

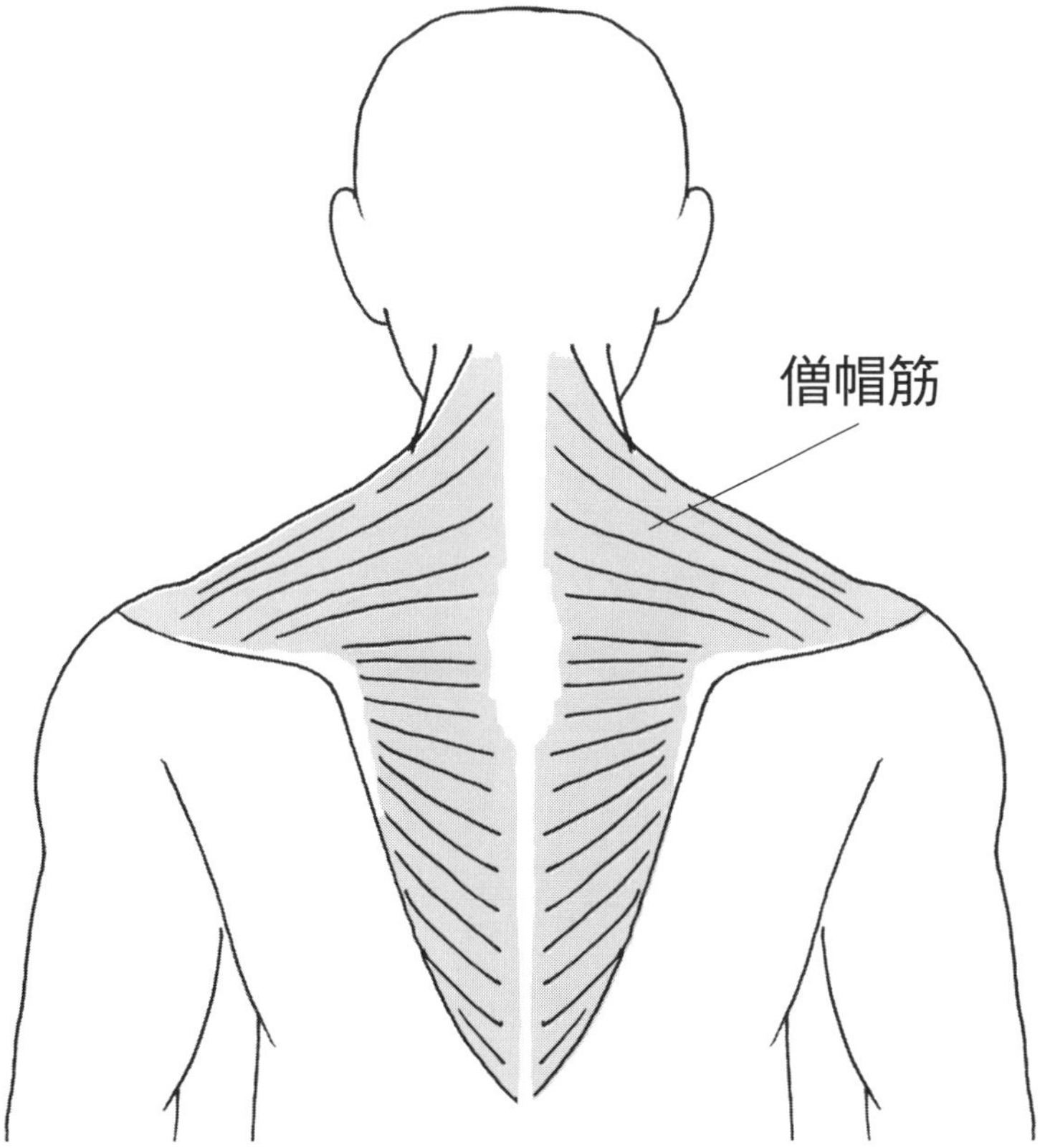

肩甲骨まわし

1. 両手を肩の上に置き、ひじで円を描くように前から後ろにまわします。ひじが前でくっつくくらい近づけてまわします。

2. 前から後ろに5回まわしたら、次は、後ろから前に5回まわしましょう。

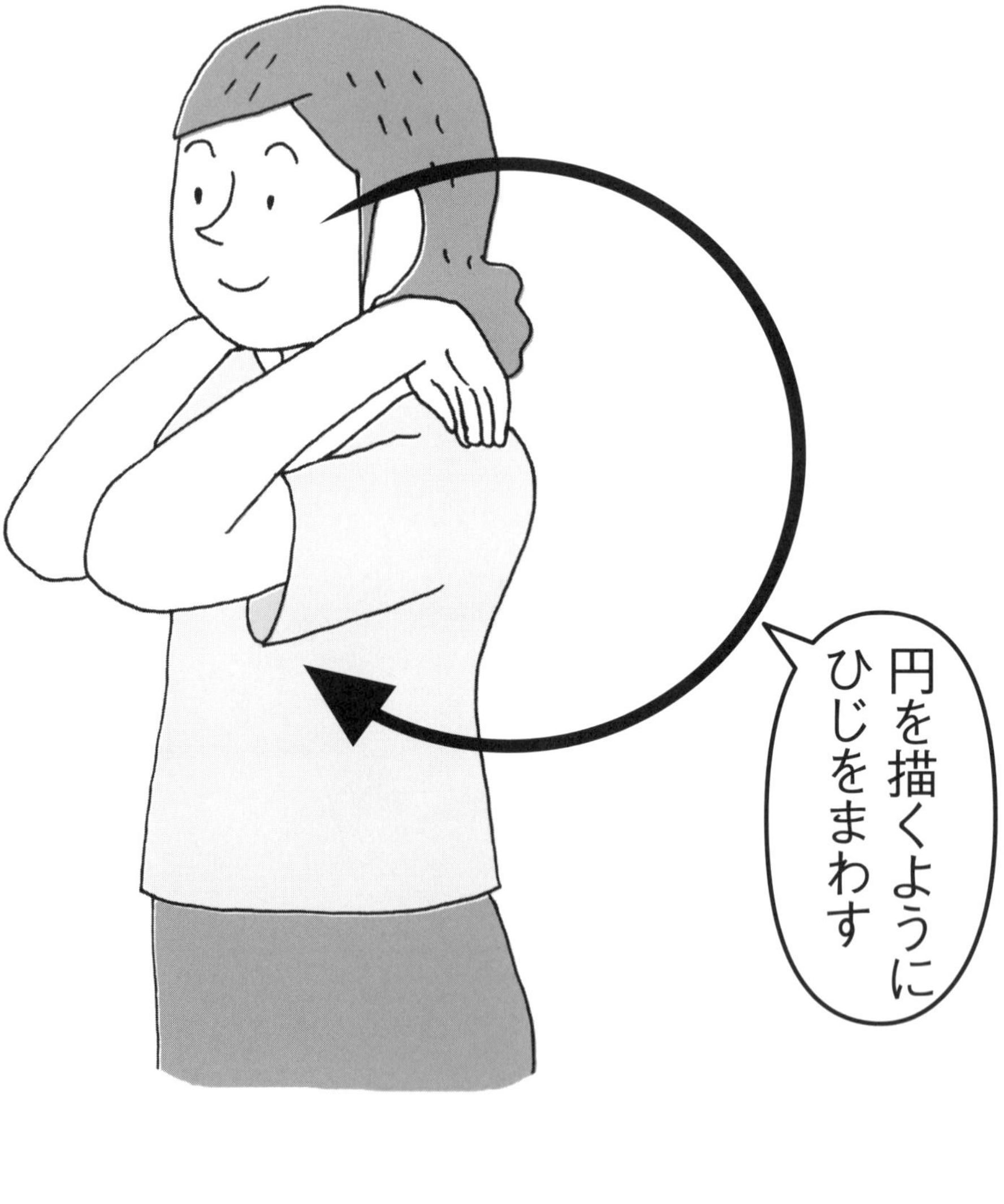

肩甲骨ストレッチ

1. 両腕のひじを曲げ、肩の高さに上げます。
2. ひじをぐっと後ろに引き、肩甲骨を引き寄せます。
3. ひじを曲げたまま、両腕を体の前に戻し、肩甲骨の間をストレッチしましょう。
4. 5回繰り返します。

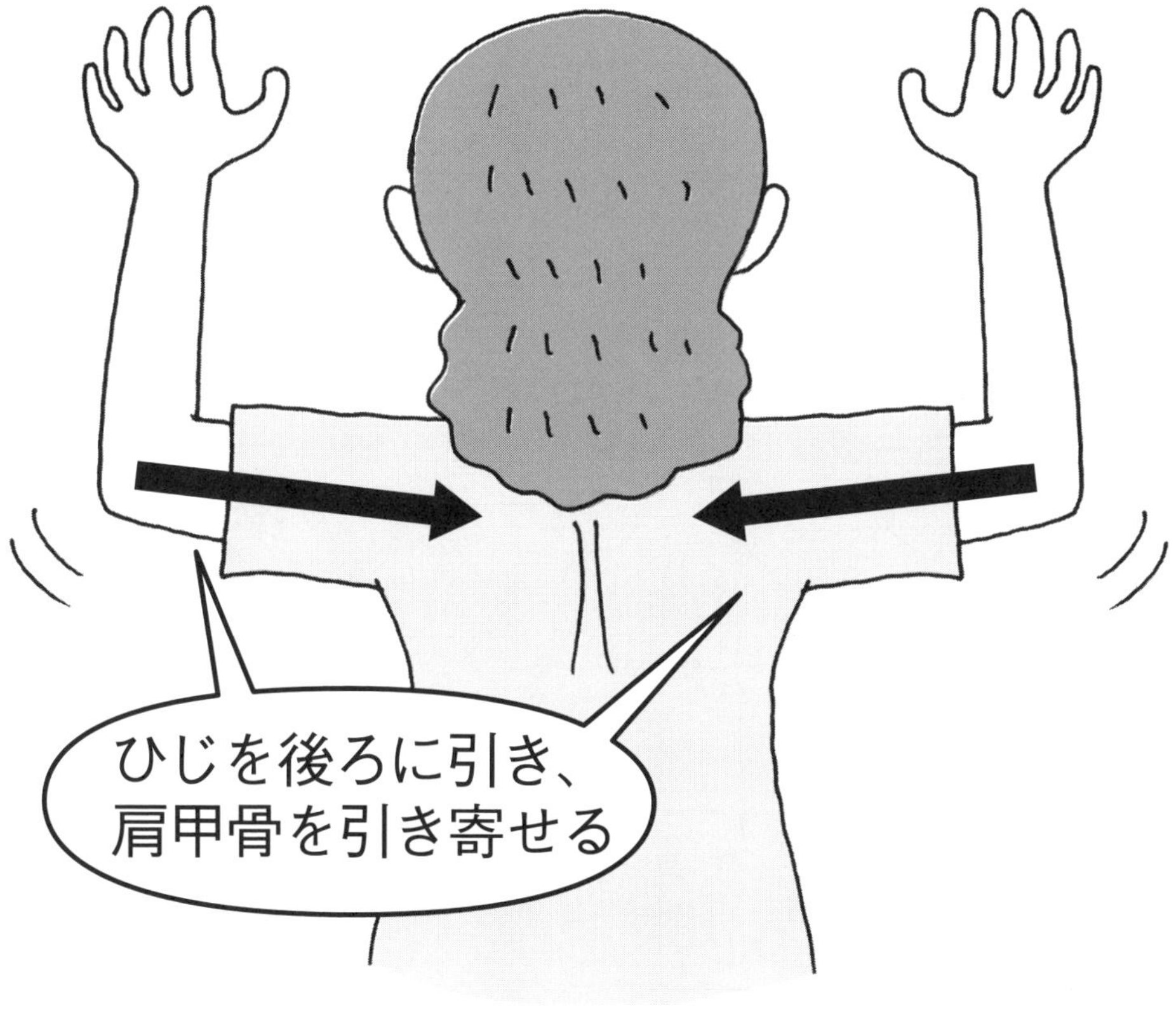

肩甲骨アップダウン

1. 両腕を肩の高さに上げ、ひじを90度に曲げます。

2. 腕は持ち上げたまま、肩を下げて肩甲骨をゆっくり引き下げます。

3. この動きを10回繰り返しましょう。

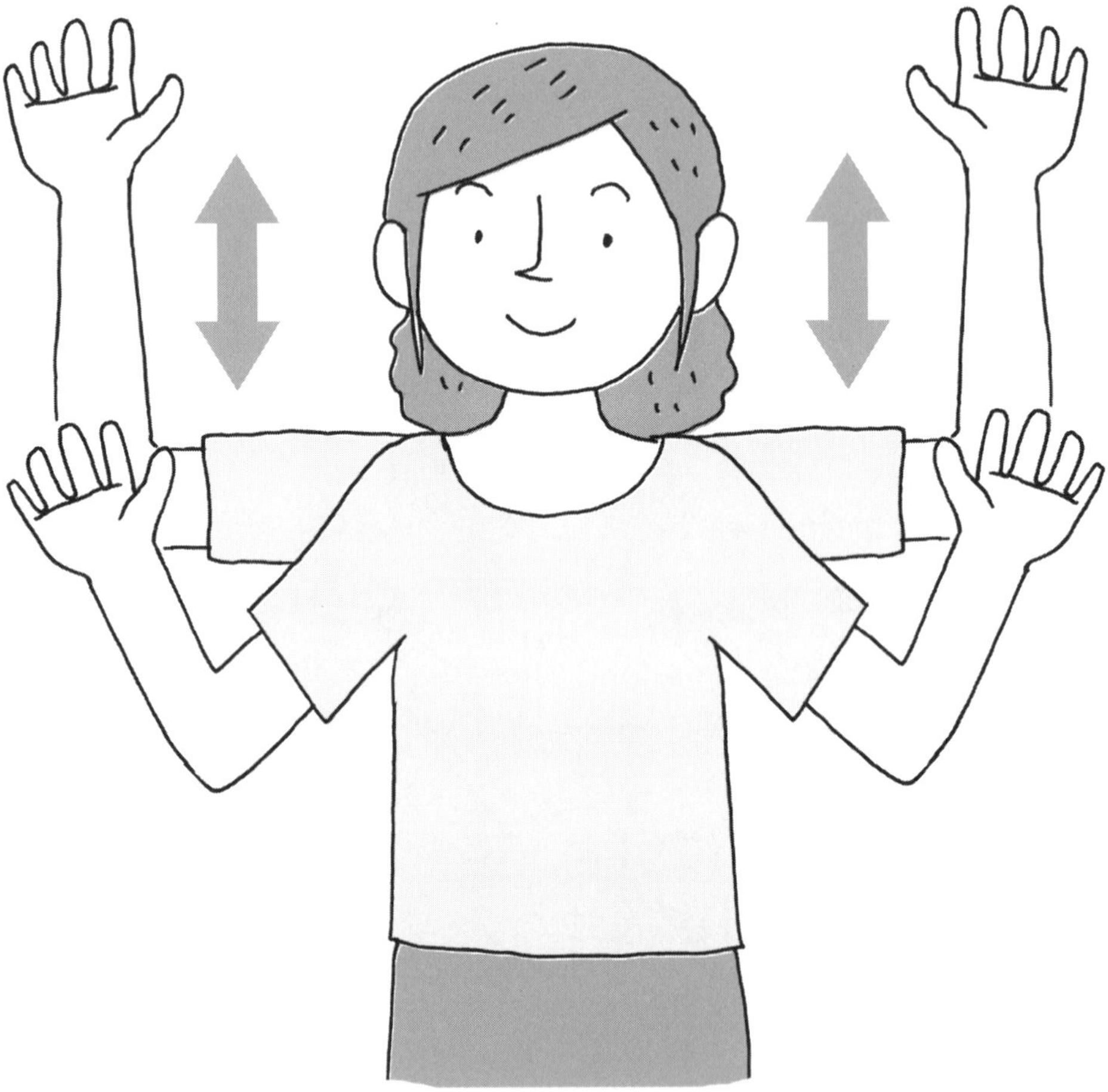

副交感神経を活性化させる10秒メソッド

副交感神経をイキイキと働かせる顔タッピング

赤ちゃんの背中を「トントン」と叩くと落ち着くように、ある一定のリズムでタッピングすると、副交感神経が活性化します。

頭と顔には、目と体に関係するツボが集中していますから、うまくいかないことやイライラすることなどがあったら、そっとタッピングして副交感神経を元気づけてみましょう。

「指間穴《しかんけつ》」を刺激して副交感神経を活性化

人差し指と中指、中指と薬指、そして薬指と小指の間、水かきのようになっている部分に「指間穴」というツボがあります。

このツボには全身の血流を促し、副交感神経を活性化する効果があります。

背骨まわりをほぐす「背骨ツイスト」

背骨の両脇に縦長に沿っている「脊柱《せきちゅう》起《き》立筋《りつきん》」は、背すじを立てるのに重要な役割を担っています。肩こりや腰痛の原因にもなる、とても疲れやすい筋肉ですから、ゆったりと左右にツイストしてほぐしてあげましょう。

モーツァルトを聴いて自律神経のバランスを整える

フランスの耳鼻咽喉科の医師、アルフレッド・A・トマティス博士は、モーツァルトの音楽の曲中に、高音域のゆらぎ音があることを見つけ出しました。この周波数の高い音は、脳神経系を刺激するため、世界中で音楽療法や胎教に使われています。

また近年、モーツァルトの音楽は副交感神経を活性化することもわかっています。モーツァルトの音楽の効果をより高めるためには、ほかの余分な音をシャットアウトできるような、両耳を覆うヘッドフォンを使って聴くといいでしょう。

顔タッピング

1. 両手の人差し指、中指、薬指の腹を使います。
2. 後頭部から額に向けて、次に、額から頭頂を通って後頭部に、そして目のまわりや頬などをリズミカルにタッピングします。

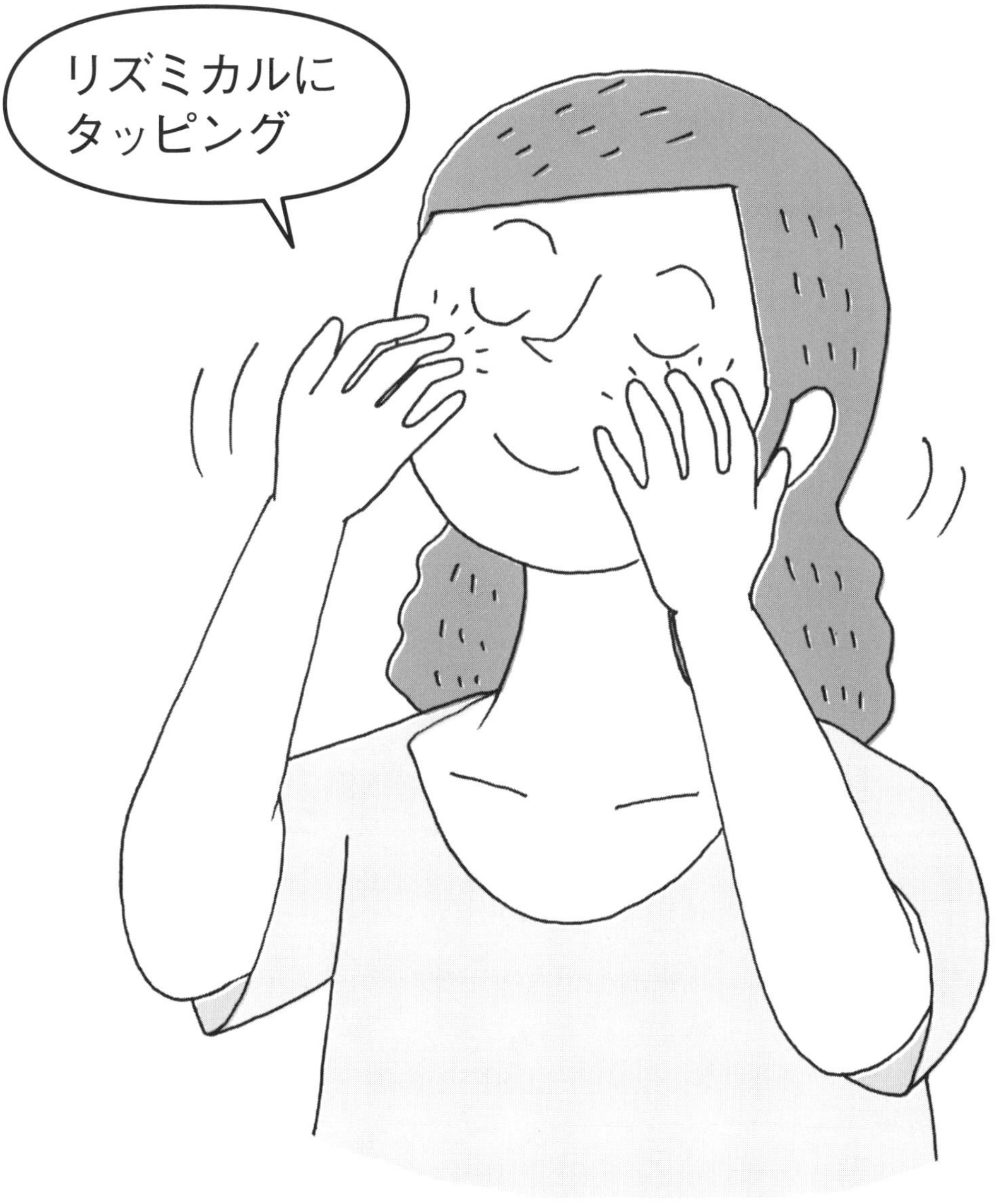

「指間穴」を刺激

1. 両手を組むようにして、片方の手の人差し指、中指、薬指の腹を使い、反対の手にある「指間穴」をもみほぐすように刺激します。

2. 反対の手も同様にもみほぐしましょう。

※3本の指で同時に行わず、親指と人差し指で、1つずつもみほぐしてもOK。

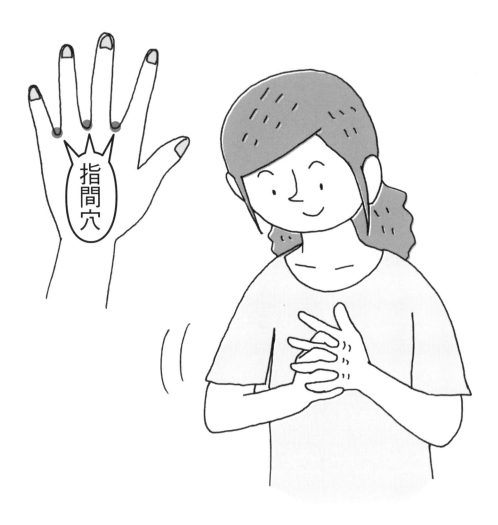

背骨ツイスト

1. まっすぐに立って、ひざを少し緩めます。

2. 上半身の力を抜いて、ぶらぶらと左右にツイストします。

3. 左右5回ずつ繰り返しましょう。

＊椅子に座りながら、左右にひねって、椅子の背をつかんでもいいでしょう。ただし、脇腹が引っ張られるほど、無理にツイストしないようにします。

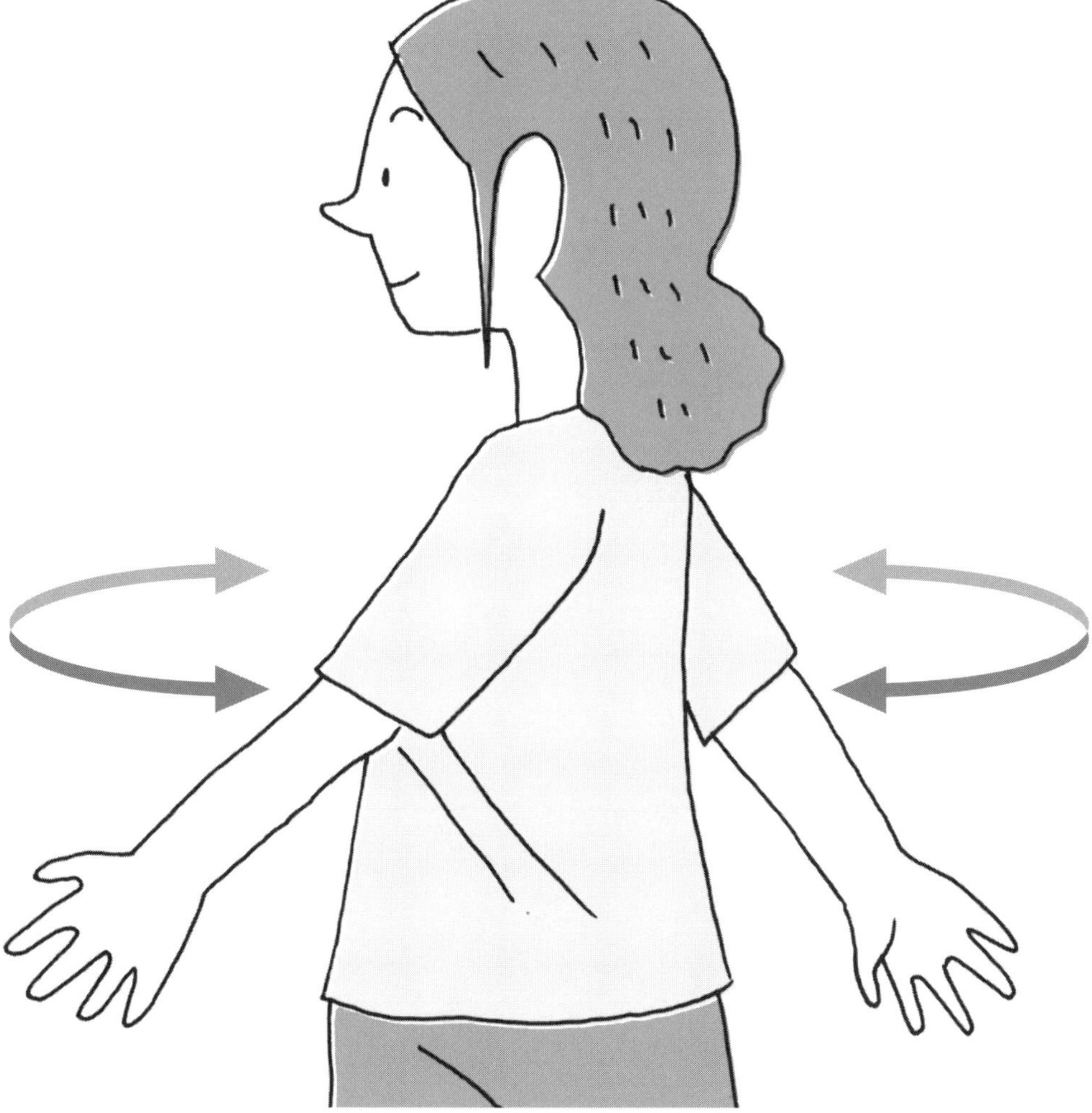

体もほぐして目の血流をグンとアップ！

デスクでできる「ふくらはぎの上げ下げ」

私たちの毎日の生活を、ちょっと振り返ってみてください。

パソコンやテレビの前でじっと座りっぱなし。

仕事で立っていても、狭い範囲で動くだけ。

これでは、血液の流れも滞りがちになります。

といっても、いきなり、

「ジョギングをしよう」

などと、ハードな運動をはじめる必要はありません。

コツを知れば、少し体を動かすだけでも血流はぐんぐんと促されます。

心臓はポンプのような働きで、動脈に血液を送り出します。心臓から送り出された血液は、全身を巡り心臓に戻ります。足先まで届いた血液は、重力に逆らって戻ってこなければなりません。そのとき必要なのが、「第2の心臓」とも呼ばれるふくらはぎの筋肉です。ふくらはぎの筋肉が収縮することによって、血液を押し上げているのです。

目がよくなる「あばらマッサージ」

東洋医学では、「経絡」というエネルギーの通り道で、肝臓と目はつながり、深い関係にあるとされています。

肝臓を体の外側から、優しく刺激できるのが「あばらマッサージ」です。

デスクでできる「ひじストレッチ」

ストレスで緊張が続くと、体全体に力が入りこわばります。そんなときに、簡単に腕をほぐせるのが、このストレッチです。

ふくらはぎの上げ下げ

1. 気づいたときに、その場で爪先立ちを繰り返し、ふくらはぎを上下させてみましょう。それだけで、滞りがちだった血液がグングン巡るようになります。

2. ときには爪先立ちのまま、10〜20歩、歩くのもいいでしょう。ふくらはぎの筋肉が鍛えられて血液を押し戻す力が高まります。

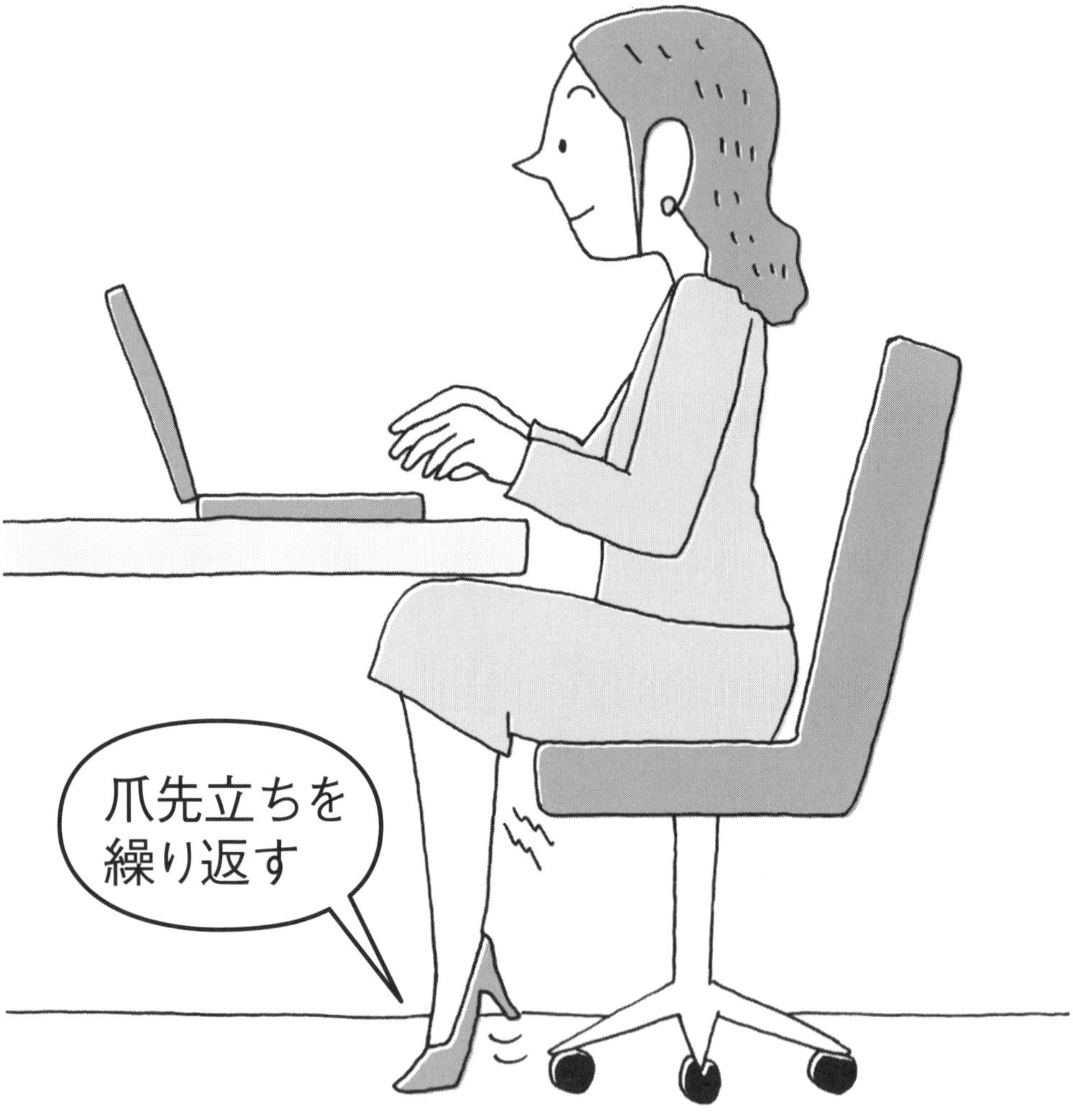

あばらマッサージ

1. 肝臓は、右側のあばらの下に位置しています。右手の人差し指から小指までの４本の指をあばらの下にあてて、内側にそっと押しましょう。

2. 肝臓がこわばっていると、痛くて指が入りません。そんなときは無理せず、心地よい刺激を得られればOKです。

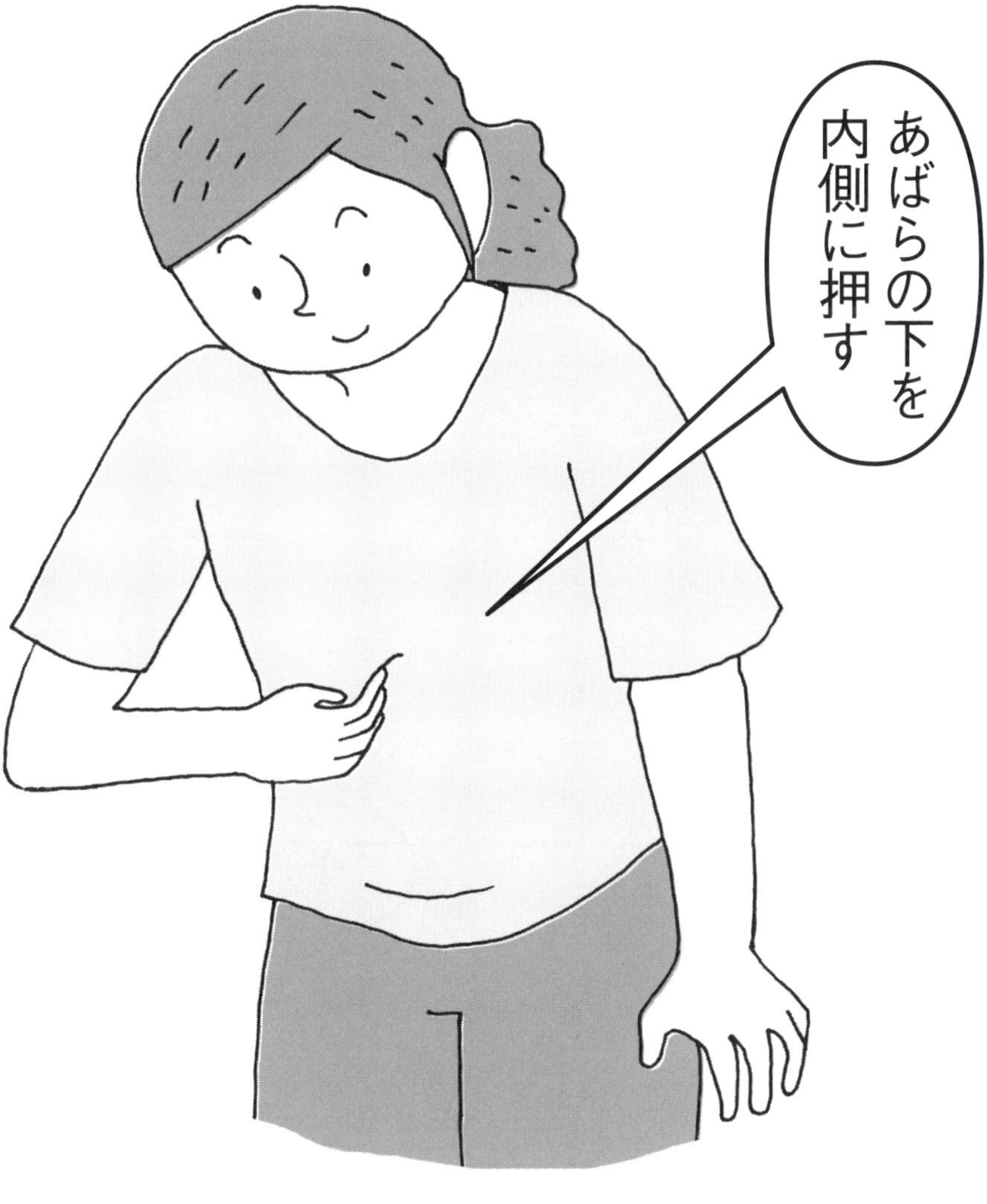

ひじストレッチ

1. 右手を前に伸ばし、手のひらを前に、指を下に向けます。
2. 左手で右手の指全体をつかみ、手前に引いてグッと反らします。
3. 5秒やったら、今度は左手を前に伸ばし、右手で指をつかんで5秒反らしましょう。

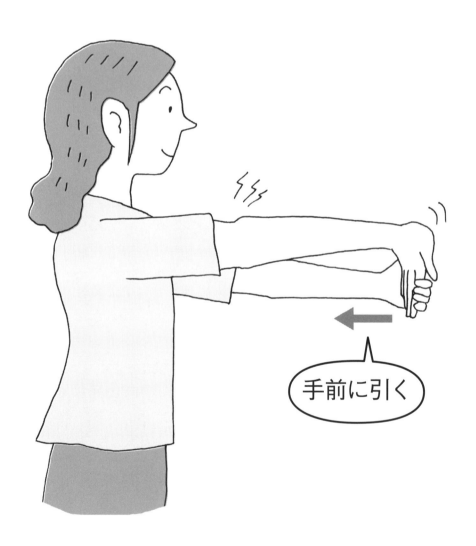

内臓の働きを活発にして目をよくする「横隔膜ストレッチ」

パソコンやテレビの画面に集中して顔を動かさないでいると、目が疲れると同時に、後頭部の下（首の上）あたりにある筋肉が疲れてきます。

この筋肉がある部分の首の骨（上部頸椎）は、横隔膜の神経の出口になっています。ここがこわばると横隔膜が硬くなって、動きが鈍くなります。

そこで、簡単にできる「横隔膜ストレッチ」を試しましょう。

脳の血流をアップする「バランスボール」

ずっと座った状態で、パソコン仕事をしている人は多いでしょう。ほとんど体を動かさないために全身の筋肉がこわばり、血流も促されません。

ならば、いっそのこと、座っている時間を使って血流を促しましょう。

もし、職場の環境が許すのであれば、椅子の代わりに「バランスボール」を使うことをおすすめします。

横隔膜ストレッチ

1. 床にうつ伏せになり、胸の横に両手をつきます。

2. 腕を伸ばして、上体を反らします。

3. その状態のまま、息を吐いてお腹を凹《へこ》ませます。そして、息を吸ってお腹を膨らませるように深呼吸を2、3回繰り返しましょう。

＊立ったまま壁に両手をついて上体を反らせても同じ効果が得られます。

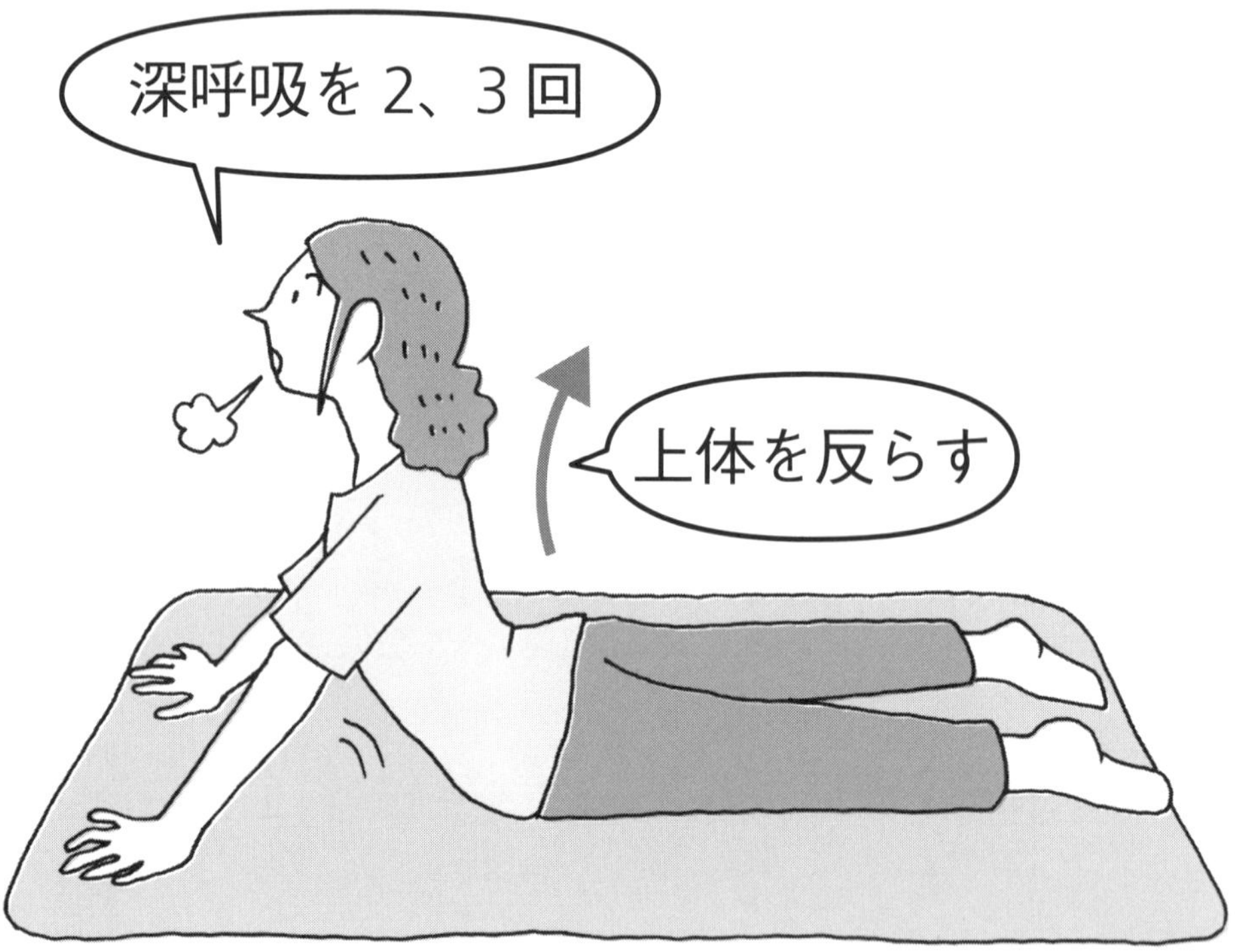

ご存じの方も多いと思いますが、バランスボールは、いわば〝椅子代わりの大きなゴムボール〟です。

球形なのでゆらゆらと不安定ですから、バランスをとらなければ座り続けられません。自然とお腹を引っ込め、背筋を伸ばした姿勢になり、呼吸がしやすくなります。

また、自然と全身の筋肉を使うので、血流が促されます。

バランスボールは、もともと脳性小児麻痺のリハビリツールとして、脳の血流を促す目的で開発されたものですから、仕事の能率を高めるのに一役買う効果も期待できます。

バランスボールは、自分の身長と机に合ったサイズを選ぶことが大切です。

座ったときに、ひざが90度に曲がるサイズを目安にします。

バランスボールに座ったときに、机がひじの高さと同じくらいになるものが使いやすいでしょう。

また、慣れないうちは、空気を少なめに入れて凹《へこ》みやすくすると、バランスをとりやすいです。

◎ホットタオル応用編「お風呂で目ぐるぐるエクササイズ」

先ほどで紹介したホットタオル。

お風呂に入っているときであれば、電子レンジを使わなくても、バスタブのお湯にタオルを浸すだけで、簡単にホットタオルをつくることができます。

また、お風呂でホットタオルを使えば、目と体が両方温まり、目まわりの筋肉をほぐすには最適のタイミングになります。

そこで、お風呂で目まわりにタオルをのせたままでできるエクササイズを紹介しましょう。

お風呂で目ぐるぐるエクササイズ

1. 目を閉じたまま、両目をゆっくり右まわりで1周します。

2. 次に、左まわりで1周させます。

3. 2、3回繰り返しましょう。

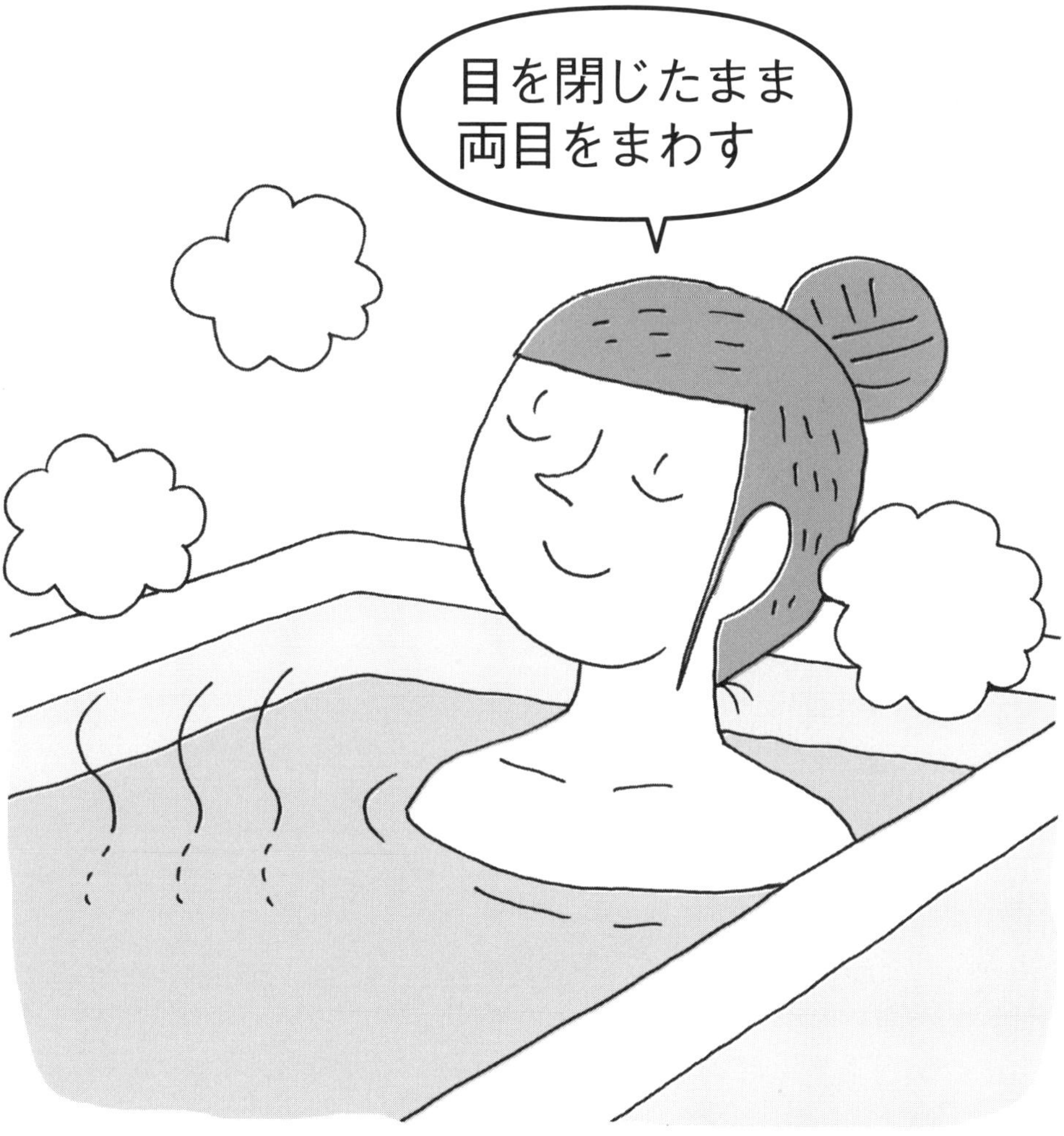

Part 5

「1日5食」で痩せる！目がよくなる！

1日1食？ 3食？ それとも5食？

健康のための食事法には、さまざまな専門家の意見があります。「1日1食」を実践している人もいれば、「朝・昼・晩と1日3食がいい」「いや1日2食のほうがいい」という人もいます。

でも、私が考える〝目と体にいい食事法〟は、「1日5食」です。

1日5食といっても、1日に5回しっかりと食事をするのではなく、朝・昼・晩の食事の間に間食をとる方法です。

私が1日5食をすすめる最大の理由は、「血糖値の急激な上昇を防ぐため」です。

食事の回数が少なくなると空腹の時間が長くなり、1度の食事で摂取する糖質の量が増えます。すると、血糖値が急激に上がりやすくなるのです。

また、空腹の時間が長くなればなるほど、食事で糖質を摂取した後、血糖値が上がりやすくなるという研究結果もあります。

血糖値が一気に上昇すると、それを下げようとして大量の「**インスリン**」が分泌されます。すると、その反動から、今度は血糖値が急激に下がります。

こうして、血糖値の乱高下が繰り返されると、そのうちインスリンの量や作用が足りなくなり、血液中に余分な糖分があふれるようになります。

血液中にだぶついた糖分は、血管を傷つけます。

脱水したり、体力が落ちたりしたときに行う点滴に含まれる糖分は、どんなに多くても5%までと決まっています。それ以上糖分を多くすると痛みを感じるからです。10%の糖分が入った点滴をすると、耐えられないほどの痛みを感じるといわれます。それほど糖分は、血管の内壁を傷つけるのです。

特に、毛細血管が集まる組織に悪影響を及ぼすので、細かい血管が集中している目

にダメージを与えます。

血糖値が高い状態が続くと、糖尿病になる危険性も高まります。

糖尿病の合併症で、目のかすみや視力低下が現れたり、悪化して失明したりするのも、こうした理由からなのです。

また、インスリンには、余った糖分を脂肪に変えて、脂肪細胞に蓄える働きもあります。そのため、血糖値が乱高下し、インスリンが大量に分泌される食生活をしていると、太りやすくなります。

反対に、血糖値が乱高下しないように心がければ、脂肪が蓄積されにくくなります。

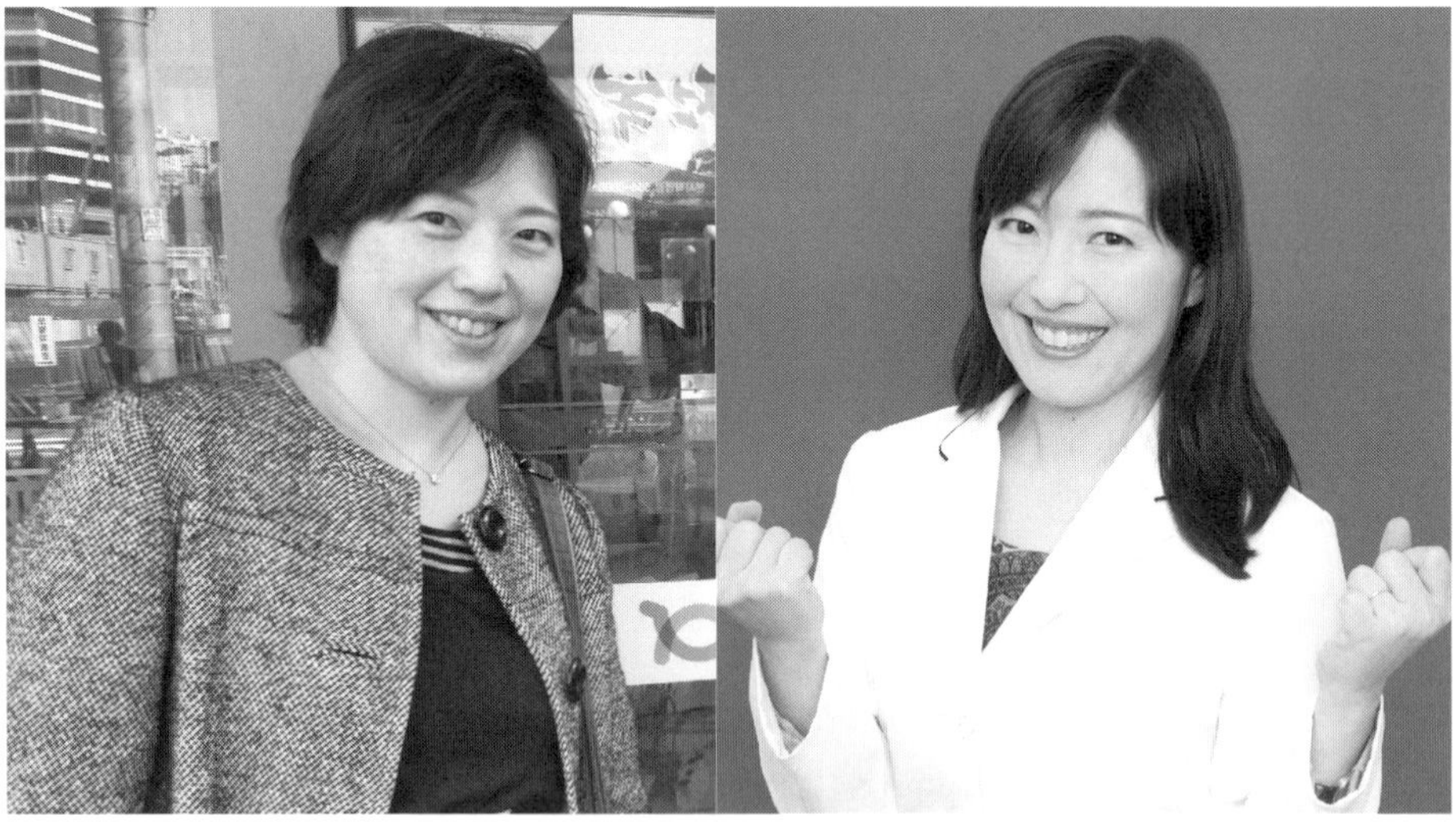

1日5食前　　**1日5食後**

1日5食で16キロのダイエットに成功!

実際に私は、1日5食で血糖値を安定させる生活で、40歳を過ぎてから16キロのダイエットに成功しました。

目と体の若さと健康のためには、ちょこちょこ食べる1日5食が最適なのです。

「糖化」が起こると白目が黄ばむ

体内で、余分な糖分とタンパク質が結びつき、タンパク質が変性、劣化して老化物質をつくる反応を「糖化」といいます。

最近の研究では、この糖化が、老化やさまざまな病気を引き起こす大きな原因の1つであることがわかっています。

糖化は、体内でタンパク質が存在する、あらゆる臓器で起こる可能性があります。

たとえば、肌のコラーゲン（コラーゲンもタンパク質の一種です）が変質すると、シワやたるみの原因になります。

また、血管を構成しているコラーゲンが糖化すると、血管が硬くなり弾力が失われ、恐ろしい「動脈硬化」になりやすくなります。

骨のタンパク質が糖化すると、骨の強度が下がってもろくなり、「骨粗しょう症」に結びつきます。

糖化によって生み出された物質は、「**AGEs**《エージーイーズ》**（終末糖化産物）**」と呼ばれ、茶褐色をしています。

この物質が肌の組織にたまると、肌がくすみ、シミの原因になります。

AGEsは目に蓄積されることもあり、白目に影響を及ぼします。

AGEsが増えるにつれて、白目が黄ばんでくるのです。

さらに、目の水晶体を構成している「クリスタリン」というタンパク質が糖化し、AGEsがたまると、水晶体が濁って白内障の原因になります。

血糖値が激しく上がったり下がったりする食生活をしていると、体内に余分な糖が残りがちです。

すると、だぶついた糖分がタンパク質と結びつき、糖化を起こしやすい状態になります。糖化をできるだけ起こさず、目と体の老化を防ぐためにも、1日5食は効果的なのです。

食事では「きのこ、海藻、サラダ」を先に

いくら1日5食にしても、よく噛まずに飲み込むように食べたり、糖質を大量に含むご飯やパスタ、ラーメンなどをかきこんだりしていては、血糖値が急上昇します。食事では血糖値を緩やかに上げるために、食べる順番に気をつけましょう。

食後の血糖値の上がり方を数値で表したものに「**GI値（Glycemic Index=グリセ**

ミック・インデックス）」というものがあります。

この数値が70以上のものが「高ＧＩ食品」、56〜69のものが「中ＧＩ食品」、そして55以下のものが「低ＧＩ食品」とされています。

低ＧＩ食品には、きのこ類、海藻類、豆類、野菜類があります。

高ＧＩ食品には、白米、うどん、精白小麦を使ったパン、いも類があります。

最初に低ＧＩ食品を食べると、高ＧＩ食品を食べたときより、血糖値の上がり方が緩やかになることがわかっています。

食事では先に、サラダ、おひたし、お新香、みそ汁などを食べ、次に、肉や魚など、タンパク質が豊富なおかずを食べましょう。

しかし、かき込むように早食いをしたら、意味はありません。可能なら1時間くらいかけて、ゆっくりと食べるのが理想です。

ご飯や甘いものは、できるだけ少なめにしつつ、後まわしにするといいです。

また最初に、きのこや海藻、野菜など、繊維質が多いものを食べると、自然とよく噛んで食べるようになります。

噛む回数が多くなると、食後の血糖値によい影響を与えるという研究結果もありますから、低ＧＩ食品から食べるのは理にかなっているのです。

朝食でしっかりタンパク質をとるとよく眠れる

寝ている以外の時間は、目はずっとなにかを見て働き続けています。

ですから、睡眠不足になると、目に疲れがたまってしまいます。

しっかり眠るのは、目の健康を維持するために欠かせないのです。

十分な睡眠をとるために心がけてほしいのが、朝食でタンパク質をとることです。

「なぜ、よく眠るために朝、タンパク質？」

と思うかもしれません。

そこで朝、タンパク質をとると、体がその日どのように変化するか説明しましょう。

卵やハムなどの肉類、魚、納豆など、タンパク質を豊富に含む食品には、アミノ酸の一種である「**トリプトファン**」が含まれています。

このトリプトファンを摂取してから太陽の光に当たると、元気に活動するためのホルモン「**セロトニン**」に変わります。

そのセロトニンは、夜になって日光がなくなると、眠さを感じさせて睡眠を促すホルモン「**メラトニン**」に変わります。

つまり、朝食でしっかりタンパク質をとると、セロトニンの原料が増えてメラトニンも増加し、よく眠れるようになるのです。

朝食のメニューで、トーストとコーヒーだけ、またはおにぎりだけでは、タンパク質が不足してしまいます。

理想的なタンパク質は卵です。卵は、ビタミンC以外の栄養素をすべて含む「完全食品」ともいわれています。

パン食であれば、ヨーグルトやチーズ、ゆで卵や目玉焼きなどをプラスしましょう。和食なら、魚をプラスするか、納豆や卵かけご飯、みそ汁もいいです。

「朝5：昼3：夜2」の割合で食べる

理想的な1日の食事の割合は、「朝5：昼3：夜2」だと私は考えます。

朝食でタンパク質をしっかり食べるようにすると、自然と朝ごはんのボリュームが大きくなるからです。

朝食の割合を一番多くするのは、朝から昼にかけてがエネルギーの消費量が高い時間帯だからです。

食事をすると、体がポカポカしてきますよね。それは食べ物を消化・吸収するときに、体が熱を発しているからです。

この熱を「**食事誘導性熱産生（ＤＩＴ＝Diet Induced Thermogenesis）**」といいます。ＤＩＴは、朝から昼にかけてが一番高く、夕方から夜にかけて低くなります。

ですから、朝食をしっかり食べて、夜にかけて食事の量を減らしていくほうが、太りにくく健康な体を維持できるわけです。

もちろん目の健康にも効果的です。

その理想的な割合が「朝5：昼3：夜2」なのです。

もう1つの理由は、夕食を軽めに、できれば就寝の3時間前までに済ませるようにすると、エネルギーを消化・吸収にとられず、目や体の組織の修復や再生にまわすことができます。

目や体のメンテナンスをするのに大きな役割を果たす「成長ホルモン」は、胃に食べ物が残っている状態では、出にくくなってしまいます。

食べたものを消化するには、胃の中だけでも最低3時間はかかります。就寝3時間前までに夕食を済ませておけば、胃に食べ物がない状態で眠ることができるのです。

また、夕食を満腹になるまで食べて、すぐに寝てしまうと、血糖値が高い状態で眠ることになります。

すると、寝ている間にインスリンが大量に放出され、脂肪の分解を抑制し、太りやすくなってしまいます。

午前と午後の間食はスルメやビーフジャーキーを

1日5食では、3食の食事以外に、朝食と昼食、昼食と夕食の間に間食をして、血糖値が極端に上がったり下がったりするのを防ぎます。

間食は、200キロカロリー以下に抑えることを目安にします。どんなものでも、手のひらに軽くのる程度の量が目安です。

間食におすすめなのは、スルメやビーフジャーキーなどの干したタンパク質です。

脂肪や糖質をあまり含まず、水晶体や網膜を形成するために良質のタンパク質を得ることができます。

また、スルメとビーフジャーキーには、視神経の伝達をサポートする亜鉛などミネラルも豊富に含まれています。

よく噛むことで満腹中枢が刺激され、空腹感をやわらげますから、健康的な体形の維持にもつながります。

次に間食におすすめなのが、ナッツ類です。

ナッツ類には、目まわりの筋肉の疲れをやわらげる「ビタミンB_1」、目の粘膜の正常化を助ける「ビタミンB_2」、血行を促進して疲れ目やドライアイを予防する「ビタミンE」などが、豊富に含まれています。

特にクルミには、ドライアイのリスクを軽減する「オメガ3」という脂肪酸が豊富です。

ほかにも血糖値が上がりにくいチーズ、玄米フレーク、そしてビタミンが豊富な野菜スティックなども間食におすすめです

酸化を防いで目の老化を防止する「ビタミンACE《エース》」

「血糖値を上げない」「糖化を防ぐ」ことに加え、もう1つ、目と体の健康のために気を配るべきなのが「酸化を防ぐ」ことです。

酸化とは、そもそも物質と酸素が結びついて起こる化学反応のことです。金属が錆《さび》つくのも酸化ですし、切ったリンゴの断面が茶色く変色するのも酸化です。人間の体も同じように酸化します。

ただし、呼吸で体内にとり込んだすべての酸素が、酸化を引き起こすわけではあり

ません。

酸化の原因になるのは、とり込んだ酸素の一部が化学変化を起こして発生する「活性酸素」です。

もともと活性酸素には、その攻撃力で、体内に侵入したウイルスや細菌などを退治する大事な役割があります。

しかし、**活性酸素が必要以上に増えてしまうと、目や体の老化の原因になるのです。**


私たちの体には、活性酸素の攻撃から身を守るための「抗酸化力」が備わっています。ところが、その中心となる「抗酸化酵素」は、年齢とともに減少してしまいます。そのため、食事で体の外から抗酸化成分を補い、抗酸化力を高めておく必要があるのです。

酸化を食い止めてくれる力が強い栄養素の代表として、ビタミンA、C、Eがあります。これらはまとめて「**ビタミンACE**《エース》」と呼ばれています。

ビタミンA、C、E、それぞれの目に対する効果を挙げてみましょう。

- **ビタミンA　角膜や網膜の細胞、粘膜を正常に保つ。涙の量を一定にキープする。ものを見るときの明るさを維持する。**
- **ビタミンC　水晶体の透明感を保つ。白内障を予防する。**
- **ビタミンE　血行を促し、疲れを解消する。ドライアイを予防する。**

次に、ビタミンACEは、どんな食品に多く含まれるかを紹介しましょう。

- **ビタミンA　モロヘイヤ、人参、ほうれん草などの野菜や、鶏レバー、卵黄など。**
- **ビタミンC　パセリ、ピーマン、芽キャベツ、柑橘系のフルーツ、イチゴなど。**
- **ビタミンE　アーモンドなどのナッツ類、アボカド、タラコ、イワシなど。**

いくら抗酸化作用が高いからといっても、とりすぎには注意しましょう。

特に、ビタミンAとEは「脂溶性ビタミン」のため、過剰に摂取すると、肝臓や脂肪組織に蓄積されやすくなります。

ビタミンCは「水溶性ビタミン」で、尿などと一緒に体外に排泄されやすいので、日常的にしっかり摂取しましょう。

赤ワインは目の酸化を抑える

ビタミンACE以外にも、食事からとることができる、目と体の酸化を防ぐ成分があります。

それは「**ポリフェノール**」です。

ポリフェノールとは、植物が自らを活性酸素から守るためにつくりだす物質で、抗酸化作用がとても高いことで知られています。

ポリフェノールは4000種類とも5000種類以上あるともいわれていますが、そのうちの1つが、赤ワインに含まれる「**レスベラトロール**」です。

ブドウの果皮や赤ワインに含まれるレスベラトロールは、がん細胞の増殖を抑え、動脈硬化や高血圧の改善にも効果があるという研究結果があります。

また、**レスベラトロールの目の健康に対する効能の1つに、網膜の血管を拡張し血流を促すこと**があります。

血流が改善されれば、こわばりがちな毛様体筋もほぐれやすくなり、ピント調節機能が回復します。

さらに、その強い抗酸化作用で目の酸化を抑え、眼精疲労の緩和にも役立ってくれるのです。

一般的に、お酒は適量を守れば、健康にはさほど悪くないとされています。

ただし、適量といっても個人差がありますし、同じ人でも体調によって変わります。

ほどよくお酒を楽しみ、アルコールの持つ血行促進やリラックス効果を享受するためには、赤ワインであれば、グラス2杯程度（240㎖）がいいでしょう。お酒に弱い人、女性や高齢者は、これよりも少なめを適量と考えたほうがいいかもしれません。

ブルーベリーやカシスで目を守る

網膜の内部にある「**ロドプシン**」という物質は、網膜でキャッチした光を電気信号に変えて、脳に伝える働きをしています。

ロドプシンは光の刺激を受けると分解され、新たな光の情報を受けとるたびに再合成されます。


ところが、目を酷使すると、ロドプシンの作用が低下します。目がチカチカしたり、視界が曇ったりして、ものが見えにくくなってしまうのです。

このロドプシンの働きをサポートするのが、ブルーベリーに含まれるポリフェノールの一種「**アントシアニン**」です。

アントシアニンには、ロドプシンの再合成を促し、視覚機能を向上させる働きがあります。

また、暗い場所や夜間の視力改善効果、眼精疲労の改善効果も期待できます。

アントシアニンの効果は、目に働きかけるだけではありません。

内臓脂肪の蓄積を防いだり、末梢血管を拡張させて血流を促したりするという実験結果があります。また、抗炎症、肝機能の改善作用もあるとされています。

こうした効能から、ヨーロッパなどでは、アントシアニンを医薬品として認めている国もあるほどです。

アントシアニンを含むフルーツは、ブルーベリーだけではありません。

カシスやビルベリーなどにも多く含まれます。

ただし、**アントシアニンは体内に蓄積されないため、毎日少しずつ摂取するのが効**

果的です。

生のフルーツが手に入る場合は、午前や午後の間食に食べるのもおすすめです。

お寿司を食べるならエビ、カニ、イクラを中心に

紅ザケやタイなど色が赤い魚、エビやカニなど加熱すると赤くなる甲殻類、そしてイクラに共通する栄養素に「**アスタキサンチン**」というものがあります。

アスタキサンチンは「**カロテノイド**」という天然の色素の一種で、近年、サプリメントができたり、化粧品に配合されたりして注目を集めています。

なぜアスタキサンチンが、それほど話題になっているかというと、これも驚異的な抗酸化作用があるからです。

アスタキサンチンは、ビタミンEの500〜1000倍、β《ベータ》カロテンの100倍もの抗酸化力があります。

この強力な抗酸化パワーで、活性酸素による細胞の酸化を防いでくれるのです。紫外線によるダメージを軽減し、シミの予防や解消、血管の老化防止、善玉コレステロールの増加など、多くのアンチエイジング作用があります。

さらに、毛様体筋の疲労を回復させて、ピント調節機能の改善、白内障予防にも効果があります。

アスタキサンチンには、特に網膜で活性酸素を除去する働きもあります。

目の奥にある網膜は、外からの映像を受けとり、視神経を通じて脳に伝える大切な役割を担っています。

そのため、網膜に通じる毛細血管には、「血液網膜関門」という関所があり、網膜に必要な栄養素だけを選別しています。

この関所を通ることのできる物質の1つが、アスタキサンチンなのです。

アスタキサンチンは、紅ザケの切り身（100グラム）に、3ミリグラム程度含まれています。

眼精疲労の改善を期待するなら、6ミリグラムは摂取したいところですが、紅ザケばかり食べるのも難しいでしょう。

そんなときは、エビ、カニ、イクラなど、バラエティに富んだ魚が食べられる、お寿司がおすすめです。

水素水で眼精疲労がスッキリ!

最近では、ドラッグストアやコンビニなどでも、水素水をよく見かけるようになりました。

水素水は、美容面でのエイジングケア効果だけでなく、健康にも役立つ水として身近なものになってきています。

そもそも水（H_2O）には水素が溶け込んでいますが、水素水には、水素分子がさらに高い濃度で溶け込んでいます。

水素分子は構造が非常に小さいため、血管や内臓、筋肉など、体のすみずみまで行きわたり、悪玉の活性酸素と結合して、汗や尿、またはガスとして体外に排出してくれるのです。

水素水は、美容面では、シミやシワなどに有効に働きかけます。

また、消化不良、動脈硬化、心筋梗塞、アトピー性皮膚炎などの研究で健康面でも効果があることがわかりました。

さらに、糖尿病の改善やがん患者の放射線治療の副作用の抑制にも、よい結果が出たという研究もあります。

水素は、目の悩みにも大きな効果を発揮します。

なぜなら水素は、前述したアスタキサンチンなどと同様に「血液網膜関門」を通過することができるからです。

つまり、**水素が目の奥にまで入り込んで、眼精疲労や目のトラブルの原因となる活性酸素を除去してくれる**のです。

水素は、充填するときにいくら多くても、開封したら過飽和分は抜け出してしまいます。水素の飽和度が約1・7ppmであることを考えると、極端に含有量が多いものでなくても、1・9ppmもあれば十分な濃度といえるでしょう。

ただし、水素分子は小さいため、容器の隙間などから容易に逃げ出してしまいます。水素水を選ぶときは、ペットボトルなどよりは、アルミ缶やアルミパウチなどの水素を逃がしにくい素材のものを選ぶといいでしょう。

青魚でドライアイの改善ができる

「**DHA（ドコサヘキサエン酸）**」と「**EPA（エイコサペンタエン酸）**」は、サバ、サンマ、ブリなどの青魚の脂肪分に多く含まれる栄養素です。

オリーブオイルに含まれる「**オレイン酸**」、大豆油などに含まれる「**リノール酸**」などと同じ、脂肪酸の一種といえばわかりやすいでしょう。

DHAとEPAは、「**オメガ3**」という脂肪酸に分類され、人間の体内でつくることができないので、食事から積極的に摂取する必要があります。

〝健康であるために欠かせない栄養素〟として、聞いたことがある人も少なくないでしょう。

オメガ3脂肪酸は、血液をサラサラにして、血流を改善する効果があります。

さらにコレステロール値や血圧を低下させたり、アレルギーを抑制したりする効果も確認されています。

DHAとEPAは、目の健康のためにも、とても大切な栄養素です。

DHAは、網膜の脂肪のおよそ50%を占める成分です。

そのため、目の健全な働きや、視力の改善などに必要な存在なのです。

アメリカの実験では、ＤＨＡを含まない飼料で育てた猿は、ＤＨＡの入った餌で育てた猿より視力が劣ることがわかっています。

また、オメガ３脂肪酸を多く摂取している人は、ドライアイの発症率が低いという報告があります。

ドライアイは「単なる目の乾き」として片づけられがちな症状ですが、そのままにしておくと、視力の低下だけでなく、頭痛、肩こり、腰痛などのさまざまな不調を招く要因にもなりかねません。

サバ、サンマ、ブリ、マグロなど青魚をしっかり食べて、目の潤いを維持していきましょう。

Part 6

目がよくなる生活習慣

目が疲れにくいパソコン環境とは？

「10秒エクササイズ」と「1日5食」で、目と体を内側から若返らせたら、その効果をサポートしてくれる生活習慣も、ぜひとり入れてみてください。

目と体の疲れが軽減し、全身がイキイキと健康になるのを実感できるはずです。

まずは多くの人が触れる機会の多い、パソコンまわりの環境から紹介しましょう。

パソコンを使うことが避けられないのであれば、できるだけ目が疲れにくい環境に整えたいものです。

パソコン画面との距離

一般的に目と画面の距離は、最短でも40センチが望ましいとされています。

理想は50センチから70センチです。

ただし、デスクトップパソコンなら、ある程度の距離の調整はできますが、ラップトップだとキーボードが画面のすぐそばにあるので、難しいかもしれません。

その場合は、ラップトップスタンドと外づけのキーボードの使用を検討しましょう。

照明

パソコンやスマートフォンを見ているとき、画面に日光が当たって反射すると、非常に見にくくなります。

オフィスでも自宅でも、デスクが窓のそばだったり、照明が背中から当たったりする場合は、照明の画面が映り込まないように、配置を見直してみてください。

反対に、暗すぎる部屋で光を放つ画面を見つめるのも、目の負担になります。

部屋の照明と画面の明るさに、大きな差がないようにしましょう。

画面の角度

椅子に背筋を伸ばして座ったとき、画面を見上げる姿勢は、目を見開くためドライアイの原因になります。**正面よりもわずかに下向きの視線で見るよう設定しましょう。**

ときどき遠くを見るようにしよう

いくらパソコンまわりの環境を整えても、長時間にわたって画面を見続けるのは、目の健康にとってよくありません。

画面を近い距離で集中して見つめていると、目のまわりの筋肉が緊張します。仕事中でもときどきは、できるだけ距離の離れたものを見て、目のまわりの筋肉を緩めてあげることが大切です。

窓から外が見えるのであれば、気がついたときにでもパソコンの画面から目線を外して遠くの空を見上げたり、ビルや街路樹などを見たりするといいでしょう。

たとえ外が見えない環境でも、3～4メートル離れたところにある、オフィス内の時計やホワイトボードに目をやるだけでも効果的です。

グリーンは目が休まる色ですから、観葉植物を眺めるのもいいでしょう。

Ｐａｒｔ４で紹介した目のまわりの筋肉をほぐすエクササイズをするのもおすすめです。

また、30分とか1時間に1回はパソコンの前を離れ、トイレに行ったりストレッチをしたりして休憩をとり、滞った血流を改善しましょう。

このとき気をつけてほしいのが、せっかくパソコンの画面を見るのをやめたのに、スマートフォンなどを見続けてしまうことです。

これでは、目を休めることにはなりません。

休憩時間を忘れがちになるのであれば、パソコンのソフトウェアやスマートフォンのタイマー機能を使ってみるのも1つの手です。

スマートフォンの明るさは見える「ギリギリ」に抑えよう

私が使っているｉＰｈｏｎｅには、「Night Shift モード」という、ブルーライトカット機能が備わっています。

色を暖色系に変えて、ブルーライトをやわらげることができますし、時間によって、自動でオン・オフが切り替わるようにも設定できます。

朝・昼は通常のまま使用し、夕方になったら色が変わるよう設定しておくと、夜に目が疲れにくくなります。

ｉＰｈｏｎｅ以外のアンドロイド端末でも、ブルーライトを軽減する設定があるものがありますし、ブルーライトをやわらげるアプリもあります。

もし、そうした機能がない場合、一番簡単にできるのは、明るさの設定をできるだけ抑えることです。

画面の明るさを下げることで、ブルーライトを軽減することができます。

パソコンの場合、ＭａｃではＯＳのバージョンにもよりますが、「システム環境設定」から「ディスプレイ」に入り、「カラー」のタブから「補正」で「Ｄ５０」を選ぶことで、調整することができます。

ウィンドウズでも「コントロールパネル」から「デスクトップのカスタマイズ」、次に「ディスプレイ」「色の調整」と進むと「カラーバランスの調整」で青みを軽減することができるようです。

ブルーライトを調節すると、やはりどうしても、赤みを帯びた色になります。

そのため、カラーを扱う仕事をしている人は難しいかもしれませんが、場面によって使い分けるだけでも、ずいぶんと目の疲れが違ってくるはずです。

食後の散歩で血糖値の上昇を抑える

アメリカで、

1）食後30分後に15分のウォーキングをする

2）午前か午後に45分のウォーキングをする

という2パターンで、血糖値を測る実験が行われました。

すると、**午前か午後に45分間まとめて歩いた人よりも、食後30分後に15分歩いた人のほうが、血糖値の上昇と変動が少なかったという結果が出ました。**

トータルで歩く時間は短くても、「食後」というタイミングがよかったのです。

血糖値が乱高下し、血液中に余分な糖分がだぶつくと、目の毛細血管にダメージを与え、体を老化させる糖化が進みます。

昼食後に「眠くなる」という人は、食後に血糖値が急激に上がったあとにインスリンが大量に分泌され、血糖値が大きく下がる「反応性低血糖症」が原因の1つになっています。

そんな人は、食後に軽く歩くといいです。

お店で昼食を食べたあとに、ちょっと寄り道をするだけで10~15分程度のウォーキングはできるはずです。

オフィスで昼食を食べるなら、食後にコンビニなどへ飲み物やおやつを買いに出るのでもいいでしょう。

歩くついでに、パソコンの画面を見つめていた目を休めるつもりで、まわりの景色を眺めるように意識するといいです。

ハーブティーで目を元気に！

先ほど紹介した水素水以外にも、目と全身の健康に効果のあるのが「お茶」です。
おすすめのお茶をいくつかご紹介しましょう。

緑茶

苦味成分であるポリフェノールの一種「**カテキン**」は、強い抗酸化作用があり、目と体の老化を防ぎます。

また、目まわりの血流を促し、眼精疲労を改善してくれる効果もあります。

ちなみに、女性に人気の抹茶は「碾茶《てんちゃ》」の茶葉を細かく砕いたものなので、緑茶とは原料が違います。

ただ、抹茶にもカテキンは含まれていますし、リラックス効果が高い「**テアニン**」

や「**クロロフィル**」なども含まれています。

どちらを選んでも、目と体に優しいのでおすすめです。

菊花茶《きっか》

菊の花を乾燥させた菊花茶は、中国では昔から目の疲れに効くお茶として広く飲まれてきました。

菊花茶には、目の炎症を抑える「**クリサンテノン**」や、角膜、網膜を正常に保つビタミンAが豊富に含まれています。

眼精疲労をやわらげる効果が高いお茶ですから、パソコンやスマートフォンで、目を酷使している人におすすめです。

カモミール茶

カモミール茶は、ホッとする香りで目にも優しく、白内障を防ぐ働きがあります。

また、含まれる成分の「**カマズレン**」には抗炎症効果、「**カマメロサイド**」には抗糖化作用があり、体の糖化を防いでくれます。

最近の研究では、カモミール茶以外にも、どくだみ茶、柿の葉茶などに抗糖化作用があり、よもぎ茶にはＡＧＥｓを分解する作用があることがわかっています。味の違いを楽しみながら、こうしたお茶を楽しむのもいいでしょう。

ドライアイをやわらげるメガネを活用

本書の監修を務める眼科医である私の弟、林田康隆は、１日の長い時間、ドライアイを予防するメガネをかけています。

ドライアイは、ディスプレイなどを凝視してまばたきが減ること、コンタクトの長時間装用で涙が蒸発しやすくなること、そしてエアコンなどで室内の湿度が低くなることが主な原因になります。

ドライアイをやわらげるメガネには、いくつかの種類があります。

まず、目のまわりをぴったり覆って、外気をシャットアウトするタイプ。

次に、両サイドに小さなタンクがあり、ここに水を注いでおくと、目のまわりに適度な湿気を保ってくれるタイプ。

また、使っているメガネにとりつけることで、目に風が当たるのを防いだり、自分のメガネに貼りつけて、目のまわりを保湿してくれたりするシートなどもあります。


ものによっては、近視などのレンズを入れることもでき、さらにブルーライトをカットするレンズに替えることができる種類もあります。

自分の状況に合ったものを選べば、ずいぶんと症状が改善されるようですので、試してみる価値はあると思います。

おわりに

1日15分の運動で健康を保ち、寿命が延びるという研究結果があります。連続した時間でなくても、細切れの運動でも効果があるそうです。

もし、あなたが「いつも目が疲れてショボショボしている」「ものが見づらい」といった目の悩みを抱えているなら、ぜひ本書で紹介したエクササイズや生活習慣をとり入れてみてください。

1つひとつは、わずか10秒からできるものです。

通勤の途中や仕事の合間、またはスマートフォンに夢中になっていてもふと気づいたときに、ほんの少しの時間でも、15分の運動と同じように積み重ねれば目と体に大きな影響を与えます。

「近視は遺伝であり、視力は一度悪くなったら、二度と回復しない」といわれていたことがあります。

また、「年齢を重ねたら老眼になるのはしかたがない」といまだに信じている人も少なくありません。

しかし、近年では、近視は環境が主な原因とされています。

老眼やそのほかの目の不調も、生活習慣やエクササイズで食い止められることが数多くの研究によって証明されています。

目も私たちの体の一部です。

目の健康を気づかうことは、体全体を若々しく健康にすることにつながります。

目が若返れば、肌も体もどんどん若返ることは、数多くの患者さんが立証してくれています。

「もう年だから」
「どうせ治らないから」

そんなふうにあきらめないで、ぜひ、一人でも多くの人に、目と体の若さと健康を手にしていただければと願っています。

日比野佐和子
林田康隆

2017年3月

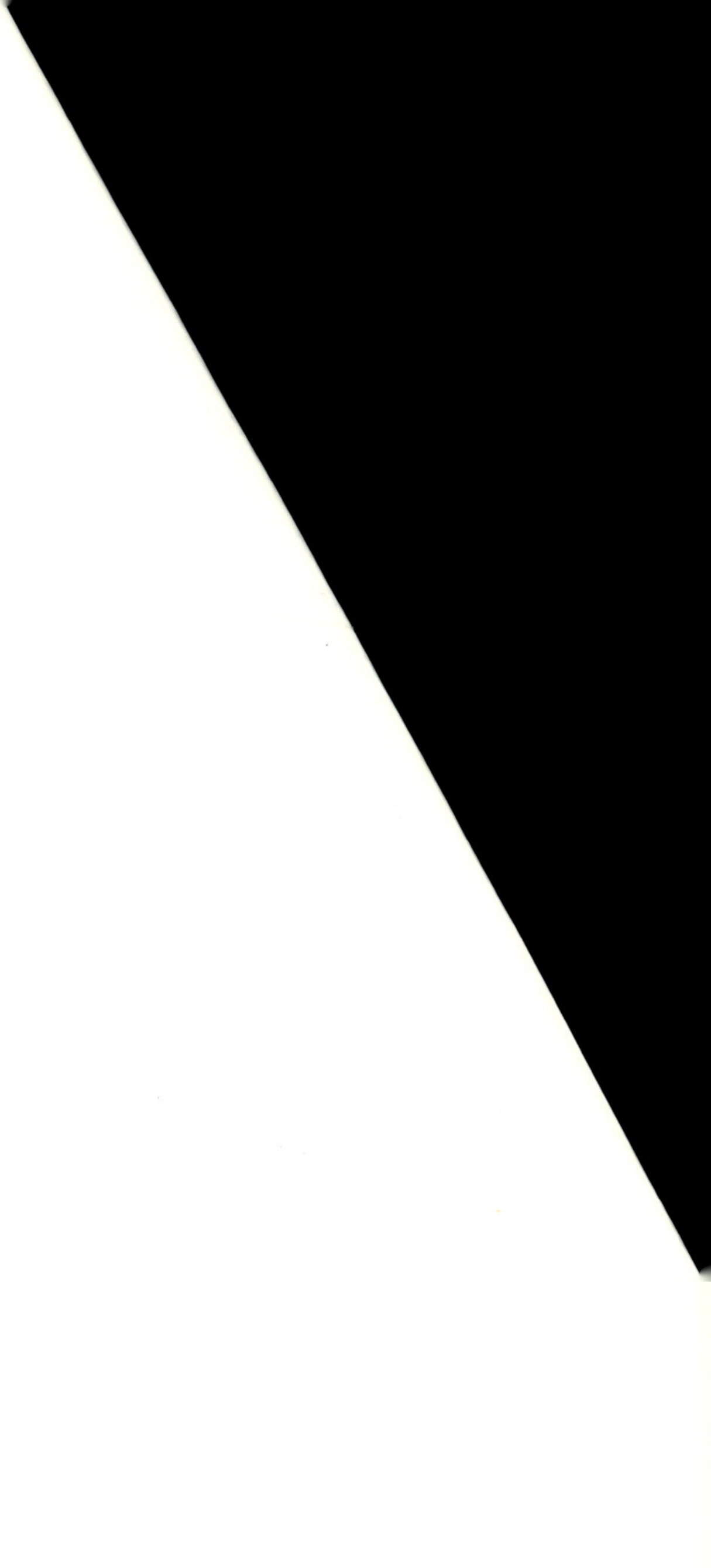

こ)

尾院長・医学博士。大阪大学医
特任准教授兼務。内科医、皮
日本抗加齢医学会専門医)。
程修了。同志社大学アンチ
保健医療学部准教授、ル
エイジング医科学研究

士。NTT西日本病院眼科外来医
問(非常勤)、日本眼科学会認定眼科
卒業、大阪大学大学院医学系研究科卒業・
病院(現独立行政法人国立病院機構大阪医療
部附属病院、米国フロリダ州マイアミ・オキュラー
大阪大学医学部附属病院未来医療センター特任助教な
る。

字版】

驚くほど目がよくなる!
たった10秒の「眼トレ」
「近眼」「遠視」「老眼」が9割治る

2019年12月15日　初版第1刷発行

著　者　日比野 佐和子

発行者　小川 淳
発行所　SBクリエイティブ株式会社
〒106-0032　東京都港区六本木2-4-5
電話:03-5549-1201(営業部)

装　幀　長坂勇司(nagasaka design)
組　版　ごぼうデザイン事務所
編集協力　塩尻朋子
イラスト　堀江篤史
印刷·製本　大日本印刷株式会社

本書は以下の書籍の同一内容、大活字版です
SB新書「驚くほど目がよくなる! たった10秒の「眼トレ」」

ISBN 978-4-8156-0222-2

著者略歴

日比野 佐和子（ひびの・さわこ）

医療法人再生未来Rサイエンスクリニック広尾院長・医学博士。大阪大学医学部大学院医学系研究科臨床遺伝子治療学講座特任准教授兼務。内科医、皮膚科医、眼科医、アンチエイジングドクター（日本抗加齢医学会専門医）。大阪大学医学部大学院医学系研究科卒業・博士課程修了。同志社大学アンチエイジングリサーチセンター講師、森ノ宮医療大学保健医療学部准教授、ルイ・パストゥール医学研究センター基礎研究部アンチエイジング医科学研究室室長等を経て、2013年に院長に就任。

監修者略歴

林田 康隆（はやしだ・やすたか）

Y'sサイエンスクリニック広尾院長・医学博士。NTT西日本病院眼科外来医長（非常勤）、大阪警察病院眼科手術顧問（非常勤）、日本眼科学会認定眼科専門医。兵庫医科大学医学部医学科卒業、大阪大学大学院医学系研究科卒業・博士課程修了ののち、国立大阪病院（現独立行政法人国立病院機構大阪医療センター）、大阪大学医学部附属病院、米国フロリダ州マイアミ・オキュラーサーフェスセンター、大阪大学医学部附属病院未来医療センター特任助教などを経て現在に至る。

【大活字版】

驚くほど目がよくなる！
たった10秒の「眼トレ」
「近眼」「遠視」「老眼」が9割治る

2019年12月15日　初版第1刷発行

著　者　日比野 佐和子

発行者　小川 淳
発行所　SBクリエイティブ株式会社
〒106-0032　東京都港区六本木2-4-5
電話：03-5549-1201（営業部）

装　幀　長坂勇司（nagasaka design）
組　版　ごぼうデザイン事務所
編集協力　塩尻朋子
イラスト　堀江篤史
印刷・製本　大日本印刷株式会社

落丁本、乱丁本は小社営業部にてお取り替えいたします。定価はカバーに記載されております。本書の内容に関するご質問等は、小社学芸書籍編集部まで必ず書面にてご連絡いただきますようお願いいたします。

本書は以下の書籍の同一内容、大活字版です
SB新書「驚くほど目がよくなる！ たった10秒の「眼トレ」」

ISBN 978-4-8156-0222-2